甲状腺癌诊疗规范

第8版

December 2019（The 8th Edition）
Japan Association of Endocrine Surgery
The Japanese Society of Thyroid Pathology

日本内分泌外科学会·日本甲状腺病理学会 ● 编著
金　山 ● 主译

U0388167

辽宁科学技术出版社
·沈阳·

KOJOSEN GAN TORIATSUKAI KIYAKU THE 8TH EDITION

© Japan Association of Endocrine Surgery, The Japan Society of Thyroid Pathology 2019

Originally published in Japan in 2019 by KANEHARA & CO., LTD.

Chinese（Simplified Character only）translation rights arranged with KANEHARA & CO., LTD.

through TOHAN CORPORATION, TOKYO.

©2021，辽宁科学技术出版社。

著作权合同登记号：第06-2021-26号。

图书在版编目（CIP）数据

甲状腺癌诊疗规范 / 日本内分泌外科学会·日本甲状腺病理学会编著；金山主译 . —沈阳：辽宁科学技术出版社，2021.10

ISBN 978-7-5591-2184-4

Ⅰ.①甲… Ⅱ.①日… ②日… ③金… Ⅲ.①甲状腺疾病—腺癌—诊疗 Ⅳ.① R736.1

中国版本图书馆 CIP 数据核字（2021）第 166802 号

出版发行：辽宁科学技术出版社
　　　　　（地址：沈阳市和平区十一纬路 25 号　邮编：110003）
印 刷 者：辽宁新华印务有限公司
经 销 者：各地新华书店
幅面尺寸：182mm×257mm
印　　张：5.5
字　　数：80 千字
出版时间：2021 年 10 月第 1 版
印刷时间：2021 年 10 月第 1 次印刷
责任编辑：唐丽萍
封面设计：袁　舒
版式设计：袁　舒
责任校对：尹　昭　王春茹

书　　号：ISBN 978-7-5591-2184-4
定　　价：88.00 元

联系电话：024-23284363，13386835051
投稿信箱：1601145900@qq.com

《甲状腺癌诊疗规范》

编　著　日本内分泌外科学会
　　　　日本甲状腺病理学会
主　译　金　山
副主译　刘绍严　何向辉
译　者
　　　　陈　曦　上海交通大学医学院附属瑞金医院
　　　　代文杰　哈尔滨医科大学附属第一医院
　　　　何向辉　天津医科大学总医院
　　　　金　山　内蒙古医科大学附属医院
　　　　刘绍严　国家癌症中心中国医学科学院肿瘤医院
　　　　赵　阳　中国医科大学附属盛京医院

编辑注：本书在翻译排版中，按照与日本金原出版社的合同要求，尊重原文，对全书正文以及版式进行如实展现。

写在《甲状腺癌诊疗规范》（第8版）中文版发行之际

1977年8月第1版《甲状腺癌诊疗规范》出版发行，至今已有44年历史，第8版于2019年12月出版。非常高兴在内蒙古医科大学金山先生的努力下出版发行中文版。

本次修订基于UICC（国际抗癌联盟）TNM分期第8版（2017年）、WHO病理学分类第4版（2017年）以及Bethesda报告系统第2版（2018年）。UICC第8版，将T3分为T3a和T3b，把上纵隔淋巴结转移由原来的N1b改为N1a。在本规范修订中，也遵循了这些修改，并且把本规范中独有的表示肿瘤甲状腺外浸润程度的Ex分期根据T分期进行了修改。Ex分期是根据浸润器官来定义的，而当前的争议点是浸润深度和上纵隔淋巴结转移无明确的解剖学定位，与术者的技能和术中认识有关。希望这些争议点未来能成为研究的课题。在第8版 UICC 临床分期中，分化型甲状腺癌的年龄界限从45岁提高到55岁，并且N1病例中高龄组也归类为Stage分期 Ⅱ 期。因此，该规范中也提供了 "UICC版TNM分期和临床分期"。

病理学诊断章节中，关于WHO分类第4版中提出的"交界性病变"，依据于日本的临床实际情况，并未完全采用WHO分类建议，但增加了详细的区分说明。虽然WHO分类根据更加严格的都灵标准重新定义了低分化癌，但本规范中遵循了传统的病理诊断标准。关于滤泡癌的浸润方式，遵循了WHO的分类标准，除了微小浸润型滤泡癌、广泛浸润型滤泡癌外，增加了包裹型血管浸润型滤泡癌。关于细胞学诊断，我们提供了与第2版 Bethesda 报告系统和 2013 年甲状腺结节诊疗指南的比较，以及规范的细胞学诊断报告书写格式。同时，大幅更新了组织病理学和细胞病理学图像，可以与甲状腺病理学教科书相媲美。

我们的前辈们充分认识到甲状腺癌的生物学特性后，始终坚持以患者的生活质量为前提的治疗手段，比如：低危分化型甲状腺癌一直采取腺叶切除术等。该规范的每一版更新都遵循了国际标准，并融入了前辈们积累的经验和见解，使其更加饱满、成熟。今后，通过积累更多、更新的科学证据，将会修订出更加适用的规范。如果该规范得到中国甲状腺癌诊疗相关医生、研究人员的青睐，诊疗更规范化、国际化，那将是我们的荣幸。也希望该规范成为观察好每一例病人、创造出更多新证据的研究基石。

2021年7月

日本内分泌外科学会、《甲状腺癌诊疗规范》编写委员会　主任委员　杉谷　巖

译者序

随着甲状腺癌发病率的增加，相关诊疗的医务人员明显增多。甲状腺癌诊疗涉及外科、内分泌科、核医学科、影像科、病理科等多个科室，诊疗水平参差不齐。由于临床经验、学术背景以及个人能力的差异，即便是同科室医生对甲状腺癌的诊疗也并不相同。因此，需要专业化的多学科联合，准确诊断、规范治疗。这要通过学科争鸣、学术讨论、求同存异来完成规范统一。2012年，中华医学会内分泌学会、中国抗癌协会头颈肿瘤专业委员会、中华医学会外科学分会内分泌学组、中华医学会核医学分会联合撰写国内第一版《甲状腺结节和分化型甲状腺癌诊疗指南》。该指南的发布弥补了共识和规范的空白，较好地指导了分化型甲状腺癌的诊疗，但国内仍缺乏多个学科均接受和认可的精准处理和记录甲状腺癌的基础性规范文书。

译者在日本KUMA医院、日本癌研有明医院以及日本医科大学附属医院学习和工作期间，接触到了日本内分泌外科学会颁布的《甲状腺癌诊疗规范》一书。该书区别于《甲状腺肿瘤诊疗指南》，主要是为了精准处理和记录已经明确诊断为甲状腺原发性恶性肿瘤的病例而撰写的，为每一例甲状腺癌的诊断和治疗提供了基础性的规范。日本第1版《甲状腺癌诊疗规范》于1977年8月出版发行，至今已有42年历史，最新第8版于2019年12月出版。规范的撰写基于UICC（国际抗癌联盟）TNM分期、WHO病理学分类以及Bethesda报告系统分类，遵循国际各类标准，汲取最新研究成果，并充分结合本国的实践经验。

规范包括甲状腺癌临床、组织病理学以及细胞学诊断等内容。除了遵循国际标准之外，该规范独特之处在于颈淋巴结分区依据于日本内分泌外科学会的颈淋巴结分区标准，为更好地让读者理解，书中提供了与美国癌症联合委员会（AJCC）的分类对照。另外，癌组织的甲状腺外浸润程度用Ex分期表述。组织病理学以及细胞病理学内容中与国际标准细微不同之处，均给出相对应的标准，敬请读者借鉴。

本书翻译工作得到了世界内分泌外科学会主席、日本KUMA医院宫内 昭（Miyauchi Akira）院长的帮助，同时也得到该书撰写委员会的主任委员、日本医科大学附属医院杉谷 巖（Sugitani Iwao）教授的大力支持以及辽宁科学技术出版社的鼎力相助，在此我深表谢意。也对该书出版给予支持和关注的同仁、朋友一并表示感谢。由于翻译水平有限，如有不当或失误之处敬请各位读者批评指正。如有不解之处，敬请参阅原著。如果该规范能够给甲状腺癌诊疗相关人员带来寥寥益处，将是我的荣幸。

金 山

2021年6月

第8版序

    1977年8月第1版《甲状腺癌诊疗规范》出版发行，至今已有42年历史，今天准备发行第8版。之前在甲状腺外科学会、甲状腺外科研究学会主导下成立了《甲状腺癌诊疗规范》撰写委员会，2018年10月二者合并统称为日本内分泌外科学会，诞生了社团法人日本内分泌外科学会。今日，在日本内分泌外科学会《甲状腺癌诊疗规范》编写委员会，日本病理学会以及日本甲状腺病理学会《甲状腺癌诊疗规范》编写委员会主导下撰写了第8版。

    本次修订基于UICC（国际抗癌联盟）TNM分期第8版（2017年），WHO病理学分类第4版（2017年），以及Bethesda报告系统第2版（2018年）。UICC第8版，将T3分为T3a和T3b，把上纵隔淋巴结转移由原来的N1b改为N1a。在本规范修订中，也遵循了这些修改，并且把本规范中独有的表示肿瘤甲状腺外浸润程度的Ex分期根据T分期进行了修改。Ex分期是根据浸润器官来定义，而当前的争议点是浸润深度和上纵隔淋巴结转移无明确的解剖学定位，与术者的技能和术中认识有关。希望这些争议点未来能成为研究的课题。在第8版UICC临床分期中，分化型甲状腺癌（乳头状癌、滤泡癌）的年龄界限从45岁提高到55岁，并且N1病例中高龄组也归类为Stage分期Ⅱ期。因此，该规范中也提供了"UICC版TNM分期和临床分期"。

    病理学诊断章节中，关于WHO分类第4版中提出的"交界性病变"（FT-UMP、WDT-UMP、NIFTP），依据于日本的临床实际情况，并未完全采用WHO分类建议，但增加了详细的区分说明。虽然，WHO分类根据更加严格的都灵标准重新定义了低分化癌，但本规范中遵循了传统的病理诊断标准。关于滤泡癌的浸润方式，遵循了WHO的分类标准，除了微小浸润型滤泡癌、广泛浸润型滤泡癌外，增加了包裹型血管浸润型滤泡癌。关于细胞学诊断，我们提供了与第2版Bethesda报告系统和2013年甲状腺结节诊疗指南的比较，以及规范的细胞学诊断报告书写格式。

    该规范的每一版更新都遵循了国际标准，并融入了前辈们积累的经验和见解，使其更加饱满、成熟。特别是病理诊断部分，第7版病理委员会的加藤良平，越川　卓，长沼　广，坂本穆彦等先生做出了巨大贡献。今后，通过积累更多、更新的科学证据，将会修订出更加适用的规范。如果该规范有助于提高甲状腺癌诊疗的规范化、国际化，那将是我们的荣幸。也希望该规范成为观察好每一例病人，创造出更多新证据的研究基石。

2019年11月

               《甲状腺癌诊疗规范》编写委员会　主任委员　杉谷　巖

日本内分泌外科学会、日本甲状腺病理学会

《甲状腺癌诊疗规范》编写委员会

主任委员　　杉谷　巌

副主任委员　伊藤康弘　菅间　博

委员　　　　龟山香织　北村守正　绢谷清刚　菅沼伸康

　　　　　　铃木真一　日比八束　堀内喜代美

顾问　　　　原　尚人

甲状腺病理学委员会

主任委员　　菅间　博

副主任委员　龟山香织

委员　　　　今村好章　近藤哲夫　中岛正洋

顾问　　　　广川满良

2018年10月26日后日本甲状腺外科学会更名为日本内分泌外科学会。

更名前（2018年10月26日前）

《甲状腺癌诊疗规范》编写委员会

主任委员　　冈本高宏

副主任委员　杉谷　巌

委员　　　　伊藤康弘　今井常夫　加藤良平　铃木真一

　　　　　　日比八束　广川满良

病理学委员会

主任委员　　广川满良

副主任委员　菅间　博

委员　　　　加藤良平　龟山香织　越川　卓

　　　　　　近藤哲夫　长沼　广

顾问　　　　坂本穆彦

第7版序

2009年UICC的TNM分期推出了第7版。甲状腺癌的T分期被分为T1a和T1b，M分期废止了MX。另外，疾病分期中，把髓样癌从乳头状癌和滤泡癌中分出，将T3N0M0从StageⅢ划分到StageⅡ。

此次改版中，遵循UICC第7版，根据本规范的历史成果，进行了非常合理的修订。

作为必须记录的内容，在手术前、手术中和手术后的每个阶段进行T、Ex和N的评估。此外，转移性淋巴结浸润邻近脏器时，推荐术中N分期（sN分期）中加入Ex分期，并列出被浸润脏器的名称。另外，还增加了一个新的R分期，来描述术中肿瘤切除的彻底性。

关于病理诊断方面，大幅更新了文字和图像。特别是修订了对乳头状癌特殊类型和低分化癌的描述，并采用了基于Bethesda报告系统的细胞诊断学报告格式。

《甲状腺癌诊疗规范》作为医疗工作者规范处理每一例患者的一种标准，发挥了重要作用。日本在2010年发布的《甲状腺肿瘤临床指南》中，推荐使用TNM分期作为预测乳头状癌预后的最佳风险分类方法，但是《甲状腺癌诊疗规范》作为对于个体化的诊疗实践中不可缺少的诊疗标准，我们希望该规范能够得到妥善运用，并为提高甲状腺肿瘤的诊断与治疗做出应有贡献。

2015年10月

《甲状腺癌诊疗规范》编写委员会　主任委员　冈本高宏

日本甲状腺外科学会
《甲状腺癌诊疗规范》编写委员会
　　主任委员　　冈本高宏
　　副主任委员　杉谷　巖
　　委员　　　　伊藤康弘　今井常夫　加藤良平　菅间　博
　　　　　　　　铃木真一　日比八束　广川满良

病理学委员会（病理学分类修订工作组）
　　主任委员　　加藤良平
　　副主任委员　广川满良
　　委员　　　　菅间　博　越川　卓　近藤哲夫　长沼　广
　　顾问　　　　坂本穆彦

第6版序

第5版《甲状腺癌诊疗规范》（1996年）撰写发行已过去了9年时间。期间，2002年UICC的TNM分期推出了第6次修订版；2004年末，WHO也发表了新的甲状腺肿瘤组织病理学分类。因此，决定进行本次规范的修订工作。

既往修订中，我国独有的JT、JN分类大幅接受了第5版UICC的TNM分期。因此，UICC分期的T分期中"超出甲状腺包膜进展的肿瘤是T4"的解释成为问题。依据上述表述，严格说即便少许甲状腺外浸润也定义为T4。但是编写委员会成员中，出现反对甲状腺外少许浸润定义为T4的声音。因此，我们提出了新的分期，即表述肿瘤甲状腺外浸润程度的Ex分期。肿瘤甲状腺外浸润局限在胸骨甲状肌或者脂肪组织内定义为Ex1；浸润超出以上组织时，将其定义为Ex2。本次改版规范中，将Ex2视为T4。UICC第6版中，首次提出minimal extrathyroid extension（相当于日本的Ex1），将其定义为T3而非T4，接近于我们的理解。UICC第6版中，肿瘤直径≤2cm被归类为T1，本规范中将其分为T1a和T1b，以维持既往数据间的一致性和连贯性。将T4分为T4a和T4b，在实际大小上并无影响，因此接受了该亚分类。既往T分期中，a表示单发，b表示多发，在第6版分期中，将多发癌灶用m表示。此外，在旧的淋巴结转移分类中，将患侧转移定义为N1a；双侧、正中或者对侧，以及上纵隔淋巴结转移归类为N1b，这样的分类存在不合理之处。因此，本规范中，将颈中央淋巴结转移定义为N1a；将侧颈区淋巴结或纵隔淋巴结转移定义为N1b，更加贴近于实际临床情况。

本次第6版规范中，遵循了新的WHO甲状腺肿瘤组织病理学分类，修改了部分病理学分类，并汲取了最新的研究进展，大幅改写了组织类型的描述。为了便于临床使用，还详细描述了手术切除标本的处理方法。另外，关于穿刺细胞学诊断，我们给出了标准报告格式。

未来，甲状腺外科领域的国际交流会更加活跃。因此，采用国际通用的分期标准是必须的，但同时也需要维护迄今为止积累数据间的兼容性。我们不仅希望本次第6版修订有助于提高和规范国内甲状腺外科和病理学医生的水准，也希望成为国际标准的基石。

2005年9月

《甲状腺癌诊疗规范》编写委员会　主任委员　宫内 昭

第5版序

第4版《甲状腺癌诊疗规范》的修订尚未到5年时间，虽然对于新规范的修订有些许抵触，但由于以下原因不得不进行修订。

首先，第4版修订主要针对组织病理学分类，对于临床内容部分自1988年第3版后从未进行过更新。再者，UICC的TNM分期和本规范的JT、JN、N'分期之间出现了混淆。另外，既往采用的淋巴结清扫分期（R分期、本次修订版为D分期）的评价标准低于其他脏器恶性肿瘤的分期，也存在一些不合理之处。并且，UICC的TNM分期在未来一段时间内不太可能进行再次修订。因此，决定进行本次规范的修订。

关于组织病理学方面，本次未进行根本性的改变，仅仅统一了表述方式，纠正语句，更换了部分病理图片。

为了减少各种混乱的发生，充分考虑与原来版本间的承接，我们认真进行了本版规范的撰写。即便这样，对于新规范的接受，定会带来各种各样的不便和不适应，敬请大家谅解。我们也希望大家能够理解编写委员的意图，恳请大家今后给予更多的建议和支持。

1996年3月

《甲状腺癌诊疗规范》编写委员会　主任委员　饭田　太

甲状腺外科研究学会规范编写委员会（主任委员　饭田　太）

饭田　太　伊藤国彦　海老原敏　小池明彦

佐佐木纯　高井新一郎　野口志郎　原田种一

藤本吉秀　细田泰弘　的场直矢　宫内　昭

甲状腺外科研究学会病理学委员会（主任委员　细田泰弘）

觉道健一　片山正一　加藤良平　坂本穆彦

细田泰弘　山下裕人

第4版序

第3版规范出版时，有些组织病理学分类与该领域的最新进展不符，因此建议修改组织病理学分类的呼声较高。但是，当时恰逢WHO的甲状腺肿瘤组织病理学分类正在修订中。因此，WHO的分类修订完成后，决定修改本规范。

修订工作中，编写委员会的矢川宽一和细田泰弘组成的组织病理学小组，遵循上述WHO的分类，经反复讨论，最终达成共识。过去曾因病理图片问题受到批评，本次替换了多张图片，并提供了更加清晰的印刷。

正文主要内容几乎无修改，只是进行了组织病理学有关内容的修订。此外，病理学部分还添加了最近发展迅速的细胞穿刺病理学和免疫组化染色辅助诊断。此次改版，病理委员会的成员多次讨论，多次修改文稿，拍摄多个病理图片，制作出了与教科书比肩的病理学内容。

我们深深感谢编写委员会的委员、学会的成员以及许多给予帮助的同仁，希望该规范的推出对大家有所帮助。

1991年10月

《甲状腺癌诊疗规范》编写委员会　主任委员　江崎治夫

甲状腺外科研究学会规范编写委员会（主任委员　江崎治夫）
江崎治夫　饭田　太　伊藤国彦　泉雄　胜
海老原敏　藤本吉秀　细田泰弘　牧内正夫
矢川宽一
《甲状腺癌诊疗规范》组织病理学委员会（主任委员　矢川宽一）
觉道健一　片山正一　加藤良平　坂本穆彦
细田泰弘　矢川宽一　山下裕人

第3版序

以UICC推出TNM分期为契机,为了更好地记录每一例甲状腺癌的临床所见和组织病理学类型,甲状腺外科研究学会撰写了第1版《甲状腺癌诊疗规范》(1977年)。之后,1978年UICC重新修订了TNM分期,为了遵循国际标准,该规范也进行了修订。编写委员会认为UICC标准对日本甲状腺癌的实际情况并不完全适用,希望推出与UICC标准大致吻合,并且符合日本自身情况的独有规范,并于1983年推出第2版。本次修订与日本癌症治疗学会密切合作,相互协同,取长补短,共同讨论完成了T分期、N分期、M分期以及区域淋巴结名称。

本次修订不会影响正常的肿瘤登记。由于登记时,输入了肿瘤大小等实际数字,即便TNM分期发生改变,也可以记录到新的分期当中,并且也不会出现旧数据丢失的情况。非常感谢前辈们对肿瘤登记方式的前瞻性决策及建议。这次全面修订时,原计划重新进行组织病理学分类,但是,WHO的甲状腺肿瘤组织病理学分类正在修改中。因此,为了更好地遵循国际标准,本次放弃了组织病理学内容的更新。

在本次修订中,进行了多次讨论,反复修改。但在一些问题上仍然难以达成共识,而且可能即使用再多时间也无法确定结论。最后,对编写委员会的委员以及学会成员的合作致以深深的谢意。

1988年8月

《甲状腺癌诊疗规范》编写委员会 主任委员 江崎治夫

甲状腺外科研究学会规范编写委员会(主任委员 江崎治夫)

江崎治夫 饭田 太 伊藤国彦 泉雄 胜 海老原敏

藤本吉秀 细田泰弘 牧内正夫 矢川宽一

第2版序

1977年8月，甲状腺外科研究学会正式推出《甲状腺癌诊疗规范》，现已过去6年。规范一经发布，一般不宜修订。而且，目前的肿瘤登记以旧规范进行，如果改变规范，必定会带来各种不适应和麻烦。旧规范遵循的是UICC标准，但从1978年开始UICC全面修改了分期，并开始应用新的标准。因此，1981年甲状腺外科研究学会的规范编写委员会召开会议，讨论了UICC的新分期，认为全面接受UICC的新标准并不适合于国内情况，决定全面修改《甲状腺癌诊疗规范》。后经过多次开会，讨论方案，顺利完成当前的规范修订工作。

此次修订的目标是，能够继续使用计算机登记肿瘤，尽可能遵循UICC的TNM分期，并将组织学分类与WHO分类进行比较，使其更加贴近国际标准。尽管多次易稿、精心打磨，本版规范依然存在问题，无法达成所有共识，敬请谅解。最后，感谢编写委员会的委员以及给予帮忙、支持的同仁们。

1983年10月

《甲状腺癌诊疗规范》编写委员会　主任委员　江崎治夫

甲状腺外科研究学会规范编写委员会（主任委员　江崎治夫）
江崎治夫　饭田　太　伊藤国彦　泉雄　胜
海老原敏　藤本吉秀　牧内正夫　矢川宽一

第1版序

多年前筹划成立甲状腺外科研究学会，但迟迟未能成功。1968年5月瑞士洛桑市召开了国际抗癌联盟（UICC）的甲状腺癌研究会议，以该会议为契机，1968年6月7日在日本松本市召开了发起人会议，正式确定成立"甲状腺外科研究学会"。同年9月25日，学会会议（丸田公雄教授主办）召开，受到大家的好评，成为甲状腺外科研究学会发展的基石。随着学会会议的陆续召开，学者们提出甲状腺癌的TNM（UICC）分期尚无法满足当前临床工作中的需要，大家期望出现甲状腺癌诊疗规范方面的书籍，进一步详细记录每一例患者的临床所见以及组织病理学类型。

编写《甲状腺癌诊疗规范》期间，编写委员会的江崎治夫、泉雄 胜、伊藤国彦、藤本吉秀、牧内正夫、矢川宽一等先生多次讨论，修改草案，并吸取了甲状腺外科学会会议中多名医生的建议，顺利完成了该规范的终稿。虽然，该规范存在一定的缺点，但如能够给研究甲状腺癌的学者、专家带来点滴益处，将是我们的荣幸。

1977年8月

《甲状腺癌诊疗规范》编写委员会　主任委员　降旗力男

甲状腺外科研究学会规范编写委员会（主任委员　降旗力男）

江崎治夫　饭田　太　伊藤国彦　泉雄　胜

藤本吉秀　降旗力男　牧内正夫　矢川宽一

目　　录

Ⅰ. 总 论

A. 该规范是为了精准处理和记录已经明确诊断为甲状腺原发性恶性肿瘤（癌）的病例而编写的。

B. 该规范不适用于以下病例：

复发再治疗病例

淋巴瘤

其他脏器原发的恶性肿瘤甲状腺转移

尸检病例

C. 关于甲状腺癌的TNM分期，应遵循以下原则：

1. 应该术前判定TNM分期。

2. 无法确定的检查异常（术前超声检查提示淋巴结肿大、CT检查提示肺内单发结节），疾病情况尚不明确时，归类在低分期为妥。比如：术前超声检查提示颈部淋巴结肿大，但尚未确定为癌转移时，淋巴结转移应记录为N0；术前胸部CT检查发现肺内微小结节，但尚未确定为癌转移时，有无远处转移应记录为M0。

3. 此外，甲状腺手术后被诊断为癌，才判定疾病分期的情况屡屡发生。以下是几种常见情况：

a. 术前诊断为滤泡性肿瘤，而术后诊断明确为滤泡癌；

b. 广泛浸润型滤泡癌，术后进行放射性碘扫描而发现骨转移；

c. 乳头状癌进行全甲状腺切除术，术后放射性碘扫描发现肺内有显著的异常核素浓聚。

以上情况，应根据原发灶情况再进行疾病分期为妥。

Ⅱ. 需要记录的项目

A. 术前症状与体征

1. 自觉症状

    a. 发现结节（肿物）

    b. 呼吸困难

    c. 声音改变（声音嘶哑、音调改变等）

    d. 吞咽困难

    e. 呛咳

    f. 压迫症状

    g. 疼痛

    h. 血痰

    i. 其他

2. 甲状腺结节（肿物）的体征

a. 结节（肿物）所处的位置

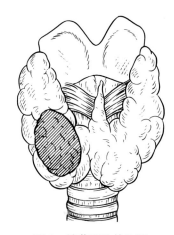

将腺体分为左叶、右叶、峡部（包含锥体叶），后将每个腺叶进一步分为上、中、下3个均等的段。根据此区域划分，进行结节位置记录。当结节占据两个以上段位时，从占据多的部位开始依次记录。例如：图1 结节位于右叶中下段。另外，结节多发时，对每个病灶分别进行位置记录。

图1　结节所处的位置
此病例结节位于右叶中下段

b. 结节（肿物）大小

结节大小以最大直径以及与此垂直的横径来记录，建议用厘米（cm）作为单位。

注1：提交国家临床数据库（National Clinical Database，NCD）的病例，结节大小以毫米（mm）为单位。

注2：当病灶弥漫性浸润左右腺叶时，用腺叶的纵横径来记录结节大小。

c. 结节性质

1）**外形**：球形、卵圆形、不规则形等。

2）**表面**：光滑、凹凸不平、粗糙。

3）**硬度**：软、韧、硬。

4）**边界**：清晰、不清晰。

5）**活动度**：差、尚可、良好。

6）**压痛**：有、无。

d. 皮肤以及皮下组织

有无皮肤粘连、发红、溃疡、窦道、静脉怒张、颜面水肿等，以及发生程度等。

3. 术前肿瘤分期

a. T 分期

原发肿瘤分期遵循UICC[*]分期，以触诊、影像学检查、内镜检查以及细胞学等病理诊断为依据进行评估。

TX：不能评价原发肿瘤

T0：无原发肿瘤的证据

T1：肿瘤局限在腺体内，最大直径2cm以下（最大直径≤2cm）

　将T1分为2个亚类

　　T1a：肿瘤局限在腺体内，最大直径1cm以下（最大直径≤1cm）

　　T1b：肿瘤局限在腺体内，最大直径大于1cm、未超过2cm（1cm＜最大直径≤2cm）

T2：肿瘤局限在腺体内，最大直径大于2cm、未超过4cm（2cm＜最大直径≤4cm）

T3：将T3分为2个亚类

　　T3a：肿瘤局限在腺体内，最大直径超过4cm（最大直径＞4cm）

　　T3b：任何大小的肿瘤，明显侵犯甲状腺周围的带状肌（胸骨舌骨肌、胸骨甲状肌或肩胛舌骨肌），相当于Ex1

T4：相当于Ex2，将T4分为2个亚类

　　T4a：任何大小的肿瘤，侵犯超出甲状腺被膜至皮下脂肪组织、喉、气管、食道、喉返神经

　　T4b：肿瘤侵犯椎前筋膜、纵隔大血管或包绕颈动脉

注：多发病灶以最大病灶确定分期，并且T后加记m代表多发。

[*]UICC：国际抗癌联盟（Union for International Cancer Control）

b. Ex 分期

ExX：肿瘤甲状腺外有无浸润不明确

Ex0：肿瘤无甲状腺外浸润

Ex1：肿瘤伴甲状腺外浸润，侵犯至带状肌（胸骨舌骨肌、胸骨甲状肌或肩胛舌骨肌）

Ex2：肿瘤伴甲状腺外浸润，侵犯至带状肌外任何组织或脏器

c. N 分期

区域淋巴结（颈部及上纵隔淋巴结）转移分期遵循UICC分期，以触诊、影像学检查以及细胞学等病理诊断为依据进行评估。

NX：不能评价区域淋巴结

N0：无区域淋巴结转移

N1：区域淋巴结转移

　　将N1分为两个亚类

　　　N1a：转移至中央区淋巴结（喉前、气管前、气管旁、甲状腺周围、上纵隔）

　　　N1b：转移至单侧、双侧或对侧侧颈区淋巴结

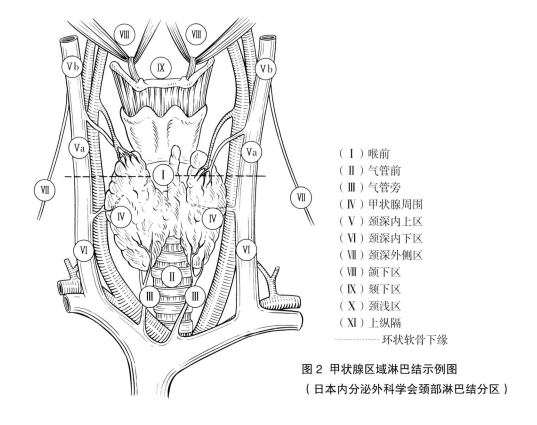

（Ⅰ）喉前
（Ⅱ）气管前
（Ⅲ）气管旁
（Ⅳ）甲状腺周围
（Ⅴ）颈深内上区
（Ⅵ）颈深内下区
（Ⅶ）颈深外侧区
（Ⅷ）颌下区
（Ⅸ）颏下区
（Ⅹ）颈浅区
（Ⅺ）上纵隔
┈┈┈┈┈┈ 环状软骨下缘

图 2 甲状腺区域淋巴结示例图
（日本内分泌外科学会颈部淋巴结分区）

《甲状腺癌诊疗规范》 （本规范）	定义	参考AJCC* 第8版分类法
Ⅰ 喉前	甲状软骨、环状软骨前方淋巴结	Level Ⅵ
Ⅱ 气管前	通过颈部切口能够清扫到的甲状腺下缘向下延伸的气管前方的淋巴结	Level Ⅵ
Ⅲ 气管旁	指气管侧方淋巴结，上界为喉返神经入喉处，下界为从颈部切口能够清扫到的范围	Level Ⅵ
Ⅳ 甲状腺周围	与甲状腺前方以及侧方相接的淋巴结	Level Ⅵ
Ⅴ 颈深内上区	指颈内静脉淋巴结上区和中区，起自颅底，下至环状软骨下缘。以颈总动脉分叉为界，分为Ⅴa和Ⅴb两个区 Ⅴa：颈总动脉分叉以下淋巴结 Ⅴb：颈总动脉分叉以上淋巴结	Level Ⅲ Level Ⅱ
Ⅵ 颈深内下区	指颈内静脉淋巴结下区，从环状软骨下缘向近心端延伸的淋巴结	Level Ⅳ
Ⅶ 颈深外侧区	指颈后三角淋巴结，前界为胸锁乳突肌后缘，后界为斜方肌前缘，下界为锁骨	Level Ⅴ
Ⅷ 颌下区	下颌下区淋巴结	Level Ⅰ
Ⅸ 颏下区	颏下三角区淋巴结	Level Ⅰ
Ⅹ 颈浅区	胸骨舌骨肌以及胸锁乳突肌表面的淋巴结	
Ⅺ 上纵隔	通过颈部切口很难清扫到的上纵隔区域淋巴结	Level Ⅶ

区域淋巴结分区，依据日本内分泌外科学会分类法，见图2及后续表格。

注：Ⅰ、Ⅱ、Ⅲ、Ⅳ以及Ⅺ区统称为中央区淋巴结，Ⅴa、Ⅴb、Ⅵ、Ⅶ、Ⅷ统称为侧颈区淋巴结。

*AJCC：美国癌症联合委员会（American Joint Committee on Cancer）

d. M 分期

远处转移分期，遵循UICC分期，以临床表现和影像学诊断为依据进行评估。

M0：无转移转移

M1：有远处转移（应记载远处转移部位）

e. Stage 分期

临床分期（Stage）的判定遵循UICC分期（参见p.11）。

B. 术中所见及外科治疗

将以下条目作为手术所见及外科治疗内容进行记录。

1. 甲状腺结节（肿物）的描述

a. 结节所处的位置

将腺体分为左叶、右叶、峡部（包含锥体叶），每个腺叶进一步分为上、中、下3个均等的段。根据此区域划分，进行结节位置记录。当结节占据两个以上段位时，从占据多的部位开始依次记录。

b. 结节大小

结节大小以最大直径以及与此垂直的横径来记载，建议用cm为单位。

注1：提交国家临床数据库（National Clinical Database，NCD）的病例，结节大小以mm为单位。

注2：当结节弥漫性浸润左右腺叶时，用腺叶的纵横径来记载结节大小。

c. 结节及甲状腺剖面

1）结节的剖面：大致分为（a）非浸润型和（b）浸润型两类，其中非浸润型进一步分为实性和囊性。

2）有无甲状腺内多灶癌发生。

3）有无钙化、纤维化间质形成，有无出血、坏死等情况。

2. 术中肿瘤分期

a. sT分期（甲状腺肿瘤的肉眼所见）：遵循T分期

> sTX：不能评价原发肿瘤
>
> sT0：无原发肿瘤的证据
>
> sT1：肿瘤局限在腺体内，最大直径2cm以下（最大直径≤2cm）
>
>   将sT1分为2个亚类
>
>   sT1a：肿瘤局限在腺体内，最大直径1cm以下（最大直径≤1cm）
>
>   sT1b：肿瘤局限在腺体内，最大直径大于1cm，未超过2cm（1cm＜最大直径≤2cm）
>
> sT2：肿瘤局限在腺体内，最大直径大于2cm，未超过4cm（2cm＜最大直径≤4cm）
>
> sT3：将sT3分为2个亚类
>
>   sT3a：肿瘤局限在腺体内，最大直径超过4cm（最大直径＞4cm）
>
>   sT3b：任何大小的肿瘤，明显侵犯甲状腺周围的带状肌（胸骨舌骨肌、胸骨甲状肌或肩胛舌骨肌），相当于sEx1
>
> sT4：相当于sEx2，将sT4分为2个亚类
>
>   sT4a：任何大小的肿瘤，侵犯超出甲状腺被膜至皮下脂肪组织、喉、气管、食道、喉返神经
>
>   sT4b：肿瘤侵犯椎前筋膜、纵隔大血管或包绕颈动脉

b. sEx 分期（甲状腺肿瘤腺外浸润的肉眼所见）

> sExX：肿瘤甲状腺外有无浸润不明确
>
> sEx0：肿瘤无甲状腺外浸润
>
> sEx1：肿瘤伴甲状腺外浸润，侵犯至带状肌（胸骨舌骨肌、胸骨甲状肌或肩胛舌骨肌）
>
> sEx2：肿瘤伴甲状腺外浸润，侵犯至带状肌外任何组织或脏器

c. sN 分期（区域淋巴结的肉眼所见）：遵循N分期

> sNX：不能评价区域淋巴结
>
> sN0：无区域淋巴结转移
>
> sN1：区域淋巴结转移，将sN1分为2个亚类
>
> 　　sN1a：转移至中央区淋巴结（喉前、气管前、气管旁、甲状腺周围、上纵隔）
>
> 　　sN1b：转移至单侧、双侧或对侧侧颈区淋巴结
>
> 　　注：当转移淋巴结浸润相邻脏器（相当于Ex2）时，增加记录Ex，并标记好被侵
> 　　　　犯脏器的名称。
>
> 　　　　例如：sN1a–Ex（左侧喉返神经）

　　注：区域淋巴结分区，依据于日本内分泌外科学会分类法。

d. sStage分期

　　临床分期（Stage）的判定遵循UICC分期，根据sT、sEx、sN以及M结果进行分类（参见p.11）。另外，需要注意的是转移淋巴结的周围浸润（N–Ex）不能判定为sT4a。

3. 甲状腺切除方式：根据下表进行分类

分　类	定　义
a. 全切除术	切除全部甲状腺组织
b. 近全切除术	为了保护甲状旁腺功能，保留小于1g的近甲状旁腺非肿瘤性甲状腺组织
c. 次全切除术	切除2/3以上的甲状腺组织，并记录残留腺体组织的具体部位
d. 腺叶切除术	单侧甲状腺腺叶切除，或单侧甲状腺腺叶+峡部切除
e. 部分切除术	单侧腺叶手术，切除后会残留部分甲状腺组织
f. 峡部切除术	单纯峡部切除，包括锥体叶一并切除
g. 剜除术	仅仅摘除肿瘤组织
h. 其他	上述a~g内未包含的术式（不包括诊断性活检术）

　　注：建议手术方式：全/近全切除术，或者腺叶切除术。

4. 淋巴结清扫范围（D分期）

D0：未进行淋巴结清扫

D1：清扫了全部或一部分的（Ⅰ）喉前、（Ⅱ）气管前、（Ⅲ）气管旁、（Ⅳ）甲状腺周围淋巴结

    D1uni：单侧D1清扫

    D1bil：双侧D1清扫

D2a：D1清扫+Ⅴa、Ⅵ区清扫

D2b：D2a清扫+Ⅴb、Ⅶ区清扫

D3a：双侧D2a

D3b：双侧D2b，或者单侧D2a+对侧D2b

D3c：D2或D3，+Ⅺ（上纵隔）

注：区域淋巴结分区，依据于日本内分泌外科学会分类法

5. 合并切除：记录有无合并切除

无合并切除	
有合并切除	• 记录合并切除组织、器官的名称 • 神经、气管、食道、血管等合并切除后，如果进行了重建手术，还需要详细记录手术方式

6. 其他手术

如果进行了气管切开术（气管皮肤造瘘）等手术，应详细记录具体手术方式。

7. 肿瘤的残留（R分期）：以下列格式进行记录

RX：不能评价有无癌组织残留

R0：无癌组织残留

R1：镜下可疑癌组织残留

R2：肉眼明确癌组织残留

8. 手术并发症：记录有无以下并发症

a. 术后出血

b. 喉返神经麻痹

c. 喉头水肿

d. 甲状旁腺功能减退

e. 乳糜漏

f. 切口感染

g. Horner综合征

h. 肺栓塞

i. 其他

C. 术后组织学检查

1. 组织学所见

a. pT分期：遵循T分期

pTX：不能评价原发肿瘤

pT0：无原发肿瘤的证据

pT1：肿瘤局限在腺体内，最大直径2cm以下（最大直径≤2cm）

　　将pT1分为2个亚类

　　　　pT1a：肿瘤局限在腺体内，最大直径1cm以下（最大直径≤1cm）

　　　　pT1b：肿瘤局限在腺体内，最大直径大于1cm、未超过2cm（1cm＜最大直径≤2cm）

pT2：肿瘤局限在腺体内，最大直径大于2cm、未超过4cm（2cm＜最大直径≤4cm）

pT3：将pT3分为2个亚类

　　　　pT3a：肿瘤局限在腺体内，最大直径超过4cm（最大直径＞4cm）

　　　　pT3b：任何大小的肿瘤，明显侵犯甲状腺周围的带状肌（胸骨舌骨肌、胸骨甲状肌或肩胛舌骨肌），相当于pEx1

pT4：相当于pEx2，将pT4分为2个亚类

　　　　pT4a：任何大小的肿瘤，侵犯超出甲状腺被膜至皮下脂肪组织、喉、气管、食道、喉返神经

　　　　pT4b：肿瘤侵犯椎前筋膜、纵隔大血管或包绕颈动脉

注1：无须记录组织剖面所见。

注2：仅仅脂肪组织内的浸润视为肿瘤局限在甲状腺内。

b. pEx 分期：遵循Ex 分期

pExX：肿瘤甲状腺外有无浸润不明确

pEx0：肿瘤无甲状腺外浸润

pEx1：肿瘤伴甲状腺外浸润，侵犯至带状肌（胸骨舌骨肌、胸骨甲状肌或肩胛舌骨肌）

pEx2：肿瘤伴甲状腺外浸润，侵犯至带状肌外任何组织或脏器

注：有时候判断是否侵犯带状肌比较困难。

c. pN 分期：遵循N分期

pNX：不能评价区域淋巴结

pN0：无区域淋巴结转移

pN1：区域淋巴结转移

将pN1分为2个亚类

pN1a：转移至中央区淋巴结（喉前、气管前、气管旁、甲状腺周围、上纵隔）

pN1b：转移至单侧、双侧或对侧侧颈区淋巴结

注：区域淋巴结分区，依据于日本内分泌外科学会分类法。

2. pStage分期

临床分期（Stage）的判定遵循UICC分期，根据pT、pEx、pN以及M结果进行分类（参见p.11）。

D. 手术以外的治疗

详细记录有无进行以下治疗。

1. TSH抑制治疗
2. 放射性碘内照射治疗
3. 放射外照射治疗
4. 分子靶向治疗
5. 化学治疗
6. 其他

表1 临床分期（第8版）

分化型甲状腺癌（乳头状癌和滤泡癌）、髓样癌以及未分化癌的临床分期各不相同。

分化型甲状腺癌（乳头状癌和滤泡癌）

55岁以下

Ⅰ期	任何T	任何N	M0
Ⅱ期	任何T	任何N	M1

55岁及以上

Ⅰ期	T1a，T1b，T2	N0	M0
Ⅱ期	T3	N0	M0
	T1，T2，T3	N1	M0
Ⅲ期	T4a	任何N	M0
ⅣA期	T4b	任何N	M0
ⅣB期	任何T	任何N	M1

髓样癌

Ⅰ期	T1a，T1b	N0	M0
Ⅱ期	T2，T3	N0	M0
Ⅲ期	T1，T2，T3	N1a	M0
ⅣA期	T1，T2，T3	N1b	M0
	T4a	任何N	M0
ⅣB期	T4b	任何N	M0
ⅣC期	任何T	任何N	M1

未分化癌

ⅣA期	T1，T2，T3a	N0	M0
ⅣB期	T1，T2，T3a	N1	M0
	T3b，T4a，T4b	N0，N1	M0
ⅣC期	任何T	任何N	M1

来源于：UICC日本TNM委员会.恶性肿瘤TNM分期.第8版，金原出版社，2017.

表2 概要

甲状腺	
T分期	
T1a	肿瘤局限在腺体内，最大直径≤1cm
T1b	肿瘤局限在腺体内，1cm＜最大直径≤2cm
T2	肿瘤局限在腺体内，2cm＜最大直径≤4cm
T3a	肿瘤局限在腺体内，最大直径＞4cm
T3b	任何大小的肿瘤，明显侵犯甲状腺周围的带状肌
T4a	任何大小的肿瘤，侵犯皮下脂肪组织、喉、气管、食道、喉返神经
T4b	肿瘤侵犯椎前筋膜、纵隔大血管或包绕颈动脉
N分期	
N1a	颈部中央区淋巴结转移
N1b	中央区外其他区域淋巴结转移

Ⅳ. 甲状腺肿瘤的病理学诊断

　　2015年第7版《甲状腺癌诊疗规范》的组织病理学诊断以2004年WHO病理学分类为依据，而细胞学诊断以2007年的Bethesda 系统分类为依据。本次改版（第8版）的规范以2017年WHO病理学分类为依据，修改了部分组织病理学诊断，增加了包裹型血管浸润型滤泡癌等新的类型，并在组织病理学分类后添加了与WHO分类的不同之处。在第7版规范的基础上，细胞学诊断增加了美国细胞病理学Bethesda报告系统、日本甲状腺学会细胞病理学报告与本规范之间的比较。本规范的细胞病理学报告已被验证，希望能够得到大家的普及和推广。在本规范中，更新了原规范部分组织和细胞病理学图片，这些病理图谱能成为我国甲状腺病理学的行业标准，我们深感荣幸。

A. 甲状腺标本的处理

1. 固定方法

　　被切除的甲状腺标本尽量无任何切割等损伤，迅速放入足量中性福尔马林液中浸泡固定。较大的肿瘤标本，固定前可以进行切开，必要时灌注福尔马林液固定。如果固定前需要分割标本，必须以对病理检查不带来影响为前提。

2. 切开方法

　　一般对固定后的甲状腺组织进行矢状面（图1a）切开。但是，如果需要确定甲状腺与周围组织的关系或者需要获得影像检查横断面相关病理图像，也可进行水平面（图1b）切开。间距3~5mm平行切开为宜。

3. 肉眼观察和组织块选取

　　仔细检查每个切面，注意肿瘤的形状、边界，评估肿瘤与带状肌等周围组织的关系，选取组织块（图2）。

　　注1：对于钙化病灶不能强行切开标本，应尽可能分割出病灶部分，脱钙后进行切开。推荐使用EDTA脱钙液，切忌把甲状腺组织标本全体放入脱钙液中。

　　注2：当肉眼观察怀疑滤泡癌时，应以肿瘤被膜为中心获取组织块。因为血管浸润多在包膜下或包膜附近被观察到。

　　注3：癌灶明显侵犯其他脏器（肌肉等）的标本，必须选取包含侵犯处的组织块。

　　注4：与标本相连的甲状旁腺或者淋巴结等，必须分别切取制作组织块。

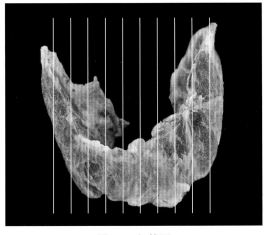

图 1a 矢状面

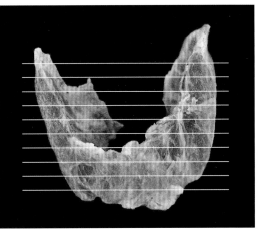

图 1b 水平面

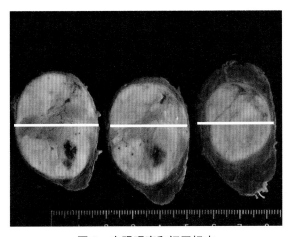

图 2 肉眼观察和切开标本

切开标本的方式必须保证肿瘤边界的清晰显露，并且尽可能选取多个组织块。

B. 组织学分类

　　甲状腺肿瘤大致分为：良性肿瘤、恶性肿瘤、其他肿瘤以及分类不确定肿瘤。其中，良性肿瘤包括：滤泡性腺瘤；恶性肿瘤包括乳头状癌、滤泡癌、低分化癌、未分化癌、髓样癌、混合性髓样-滤泡细胞癌以及淋巴瘤等。此外，还有肿瘤样病变（表1）。

表 1　甲状腺肿瘤的组织学分类及 ICD-O 编码

1.良性肿瘤 Benign tumors
    a. 滤泡性腺瘤 Follicular adenoma   8330/0
    特殊型 Variants
        1）嗜酸细胞型滤泡性腺瘤 Follicular adenoma, oxyphilic cell (oncocytic) variant   8290/0
        2）透明细胞型滤泡性腺瘤 Follicular adenoma, clear cell variant   8330/0
2. 恶性肿瘤 Malignant tumors
    a. 乳头状癌 Papillary carcinoma   8260/3
    特殊型 Variants
        1）滤泡型乳头状癌 Papillary carcinoma, follicular variant   8340/3
        2）大滤泡型乳头状癌 Papillary carcinoma,macrofollicular variant   8340/3
        3）嗜酸细胞型乳头状癌 Papillary carcinoma,oxyphilic cell variant   8342/3
        4）弥漫硬化型乳头状癌 Papillary carcinoma,diffuse sclerosing variant   8350/3
        5）高细胞型乳头状癌 Papillary carcinoma,tall cell variant   8344/3
        6）实体型乳头状癌 Papillary carcinoma,solid variant   8260/3
        7）筛型乳头状癌 Papillary carcinoma, cribriform variant   8260/3
        8）鞋钉型乳头状癌 Papillary carcinoma,hobnail variant   8260/3
        9）其他亚型 Other variants   8260/3
    b. 滤泡癌 Follicular carcinoma   8330/3
    根据浸润方式分为
        1）微小浸润型滤泡癌 Follicular carcinoma, minimally invasive   8335/3
        2）包裹型血管浸润型滤泡癌 Follicular carcinoma, encapsulated angioinvasive   8339/3
        3）广泛浸润型滤泡癌 Follicular carcinoma, widely invasive   8330/3
    特殊型 Variants
        1）嗜酸细胞型滤泡癌 Follicular carcinoma, oxyphilic cell variant   8290/3
        2）透明细胞型滤泡癌 Follicular carcinoma, clear cell variant   8330/3
    c. 低分化癌 Poorly differentiated carcinoma   8337/3
    d. 未分化癌 Anaplastic carcinoma   8020/3
    e. 髓样癌 Medullary carcinoma   8345/3
    f. 混合性髓样-滤泡细胞癌 Mixed medullary and follicular carcinoma   8346/3
    g. 淋巴瘤 Lymphoma   9590/3
3. 其他肿瘤 Other tumors
    a. 透明变梁状肿瘤　Hyalinizing trabecular tumor   8336/1
    b. 柱状细胞型癌　Columnar cell carcinoma   8344/3
    c. 黏液癌 Mucinous carcinoma   8480/3
    d. 黏液表皮样癌 Mucoepidermoid carcinoma   8430/3
    e. 甲状腺内胸腺癌 Intrathyroid thymic carcinoma   8589/3
    f. 伴胸腺样分化的梭形细胞肿瘤 Spindle cell tumor with thymus-like differentiation   8588/3
    g. 鳞状细胞癌 Squamous cell carcinoma   8070/3
    h. 肉瘤　Sarcomas   8800/3
    i. 其他 Others
    j. 继发性（转移性）肿瘤 Secondary（metastatic）tumors
4. 分类不确定肿瘤 Unclassified tumors
5. 肿瘤样病变 Tumor-like lesions
    a. 腺瘤样甲状腺肿 Adenomatous goiter
    b. 淀粉样甲状腺肿 Amyloid goiter
    c. 囊肿 Cyst

C. 组织学分类说明

1. 良性肿瘤 Benign tumors

a.滤泡性腺瘤 Follicular adenoma

甲状腺滤泡性腺瘤是来源于滤泡上皮的良性肿瘤，被纤维性包膜包裹，肿瘤细胞大小、形态一致，滤泡状生长。但不会出现侵犯包膜、浸润血管以及转移。

滤泡性腺瘤通常单发，有完整的纤维性包膜，压迫周围组织生长。虽然滤泡性腺瘤有完整的包膜，但包膜厚度因瘤而异（图3）。有时，可见到包膜钙化、骨骼化，但通常无从包膜向肿瘤内部分隔的结缔组织。

肿瘤细胞一般呈立方形、柱状、多角形等多种形态，但同一肿瘤内部肿瘤细胞大小、形态相对一致。偶尔可见到较为明显的印戒状肿瘤细胞。

生长方式主要为小滤泡状排列，常常见到大小不等的滤泡混合存在（图4、图5）。部分病例可见到乳头状结构，但是无乳头状癌的典型核特征。当合并甲状腺功能亢进症［毒性腺瘤（toxic adenoma）或者高功能腺瘤（hyperfunctioning adenoma）］时，肿瘤细胞呈高柱状、乳头状生长以及出现吸收空泡。

肿瘤间质很少，滤泡间毛细血管丰富，局部可出现水肿、纤维化、硬化、钙化、软骨化、骨化、出血及囊性变等。有些病例可见到间质内脂肪组织［脂肪腺瘤（lipoadenoma）］或者大量黏液潴留（黏液池）［黏液分泌性滤泡性腺瘤（follicular adenoma, mucinoustype）］。

如果最初考虑为乳头状腺瘤，而实际诊断很可能为乳头状结构的滤泡性腺瘤、乳头状结构显著的腺瘤样甲状腺肿，或者具有包膜的乳头状癌中的一种，目前该诊断名称已被淘汰。

特殊型 Variants

1）嗜酸细胞型滤泡性腺瘤 Follicular adenoma, oxyphilic cell (oncocytic) variant

嗜酸细胞型滤泡性腺瘤又称为Hürthle细胞腺瘤（Hürthle cell adenoma），是肿瘤组织的大部分（75%以上）被嗜酸性滤泡细胞占据的甲状腺肿瘤（图6）。肉眼观，肿瘤剖面呈黄褐色，有时中央有瘢痕。肿瘤细胞胶质丰富，内含嗜酸性颗粒。偶尔能见到清晰的核仁，多形性大核。嗜酸细胞型乳头状癌具有典型的乳头状癌的核特征，因此与该腺瘤的鉴别相对容易。另外，该腺瘤细胞质的特征与含有丰富的线粒体有关。

2）透明细胞型滤泡性腺瘤 Follicular adenoma, clear cell variant

是具有透亮胞浆的肿瘤细胞占据了大部分的滤泡性腺瘤（图7）。胞浆透明化与线粒体膨胀、脂肪或者糖原沉积、甲状腺球蛋白增高等有关。另外，该腺瘤需要与透明细胞型滤泡癌、甲状旁腺腺瘤以及透明细胞肾癌转移等相鉴别。

［附录］甲状腺滤泡性腺瘤伴怪异核 Follicular adenoma with bizarre nuclei

是具有强烈的异型性，细胞形态、细胞核、细胞排列呈显著异型的滤泡性腺瘤（图8）。相比常见的滤泡癌，瘤细胞形态畸形，但不会出现包膜侵犯以及血管浸润。

2. 恶性肿瘤 Malignant tumors

a. 乳头状癌 Papillary carcinoma

乳头状癌是滤泡上皮来源，肿瘤细胞核具有典型特征的恶性肿瘤。乳头状癌基本呈乳头状排列（图9），或与滤泡状排列呈不同程度混合存在，也可能是单一滤泡状排列。然而，乳头状癌的病理诊断不能仅从排列结构上判断，诊断依据还是主要根据细胞形态，尤其是细胞核的表现。

肿瘤细胞核大，呈不规则形，但核分裂象不显著。肿瘤细胞核特征性改变为，核重叠（overlapping nuclei）、毛玻璃样核（ground glass nucleus）（图9）、核沟（nuclear groove）（图10）、核内假包涵体（intranuclear cytoplasmic pseudo-inclusion）（图10）等。核重叠是指细胞核的堆叠现象，主要出现在乳头状结构中。毛玻璃样核是指核染色质呈细颗粒状均匀一致，并出现细胞核透亮、中空的现象。核沟是指核内长轴平行方向见到的沟线。核内假包涵体是指部分细胞质牵拉入核内区域所形成的胞质性假包涵体，因此染色与细胞质接近。有时核内假包涵体也可能出现在乳头状癌以外的其他肿瘤，比如髓样癌。一般肿瘤细胞的胞浆呈弱嗜酸性，有时可出现鳞状上皮化生（squamous metaplasia）（图11）。

通常乳头状癌的乳头状结构呈不规则排列，乳头中心有纤维血管间质（fibrovascular core），常常伴有水肿。但是，腺瘤样甲状腺肿及滤泡性腺瘤中见到的乳头状结构缺乏纤维血管间质。常常在淋巴管内及间质内见到圆形或同心圆状嗜碱性钙化小体，即砂粒体（图12）。有时乳头状癌中可见到硬化、钙化的丰富间质，也有表现为囊肿形成，有时只有在部分囊壁中见到乳头状癌细胞。

乳头状癌中也可出现实性、梁状、巢状浸润性生长的低分化成分。偶尔也可出现细胞异型性强、细胞连接减少的未分化成分。若低分化成分超过50%，可诊断为低分化癌。但未分化成分即便很少，也必须诊断为未分化癌（参见p.20的低分化、未分化节段）。

特殊型 Variants

1）滤泡型乳头状癌 Papillary carcinoma, follicular variant

肿瘤细胞内见到乳头状癌的特征性核改变，但细胞排列呈滤泡状结构，而无乳头状排列的乳头状癌（图13），细胞异型性较小。然而，包裹型滤泡型乳头状癌与被纤维包膜包裹的滤泡性肿瘤的鉴别存在一定困难（图14）。

2）大滤泡型乳头状癌 Papillary carcinoma, macrofollicular variant

是大滤泡内充满胶质的乳头状癌，肿瘤细胞核具有典型的乳头状癌特征性核改变（图15）。需要与滤泡性腺瘤和腺瘤样甲状腺肿进行鉴别。

3）嗜酸细胞型乳头状癌 Papillary carcinoma, oxyphilic cell variant

大部分肿瘤细胞的细胞质呈嗜酸性颗粒状，能够见到乳头状癌的特征性核改变（核沟、核内假包涵体等），通常核仁较为明显（图16）。

4）弥漫硬化型乳头状癌 Papillary carcinoma,diffuse sclerosing variant

年轻患者多见，病灶常常累及整个患侧腺叶或双侧腺叶，呈弥漫性，有时肿瘤病灶可能并不明显。特征性改变为扩张淋巴管内广泛存在癌栓，间质纤维化且大量淋巴细胞浸润（图17上）。肿瘤细胞常发生鳞状上皮化生，可见到大量砂粒体（图17下）。

5）高细胞型乳头状癌 Papillary carcinoma,tall cell variant

多见于高龄患者，容易出现甲状腺外侵犯及血管浸润。病理特点为，肿瘤细胞细长，呈"高"细胞状，肿瘤细胞高度是宽度的3倍以上（图18）。其实，在乳头状癌当中，满足上述条件的"高"细胞并不少见，因此，"高"细胞数量至少占肿瘤组织50%以上时才能诊断为高细胞型乳头状癌。

6）实体型乳头状癌 Papillary carcinoma,solid variant

实性、梁状的细胞排列占据50%以上的乳头状癌，可见到乳头状癌特征性核改变（图19）。当出现多形性核、核分裂象增多以及肿瘤坏死等情况时，应注意低分化癌的可能。

7）筛型乳头状癌 Papillary carcinoma, cribriform variant

该类型乳头状癌家族性和散发性均可存在。家族性病例中，多因家族性肠息肉病（FAP）的并发症而被发现，且肿瘤常常呈多中心发生。该类型乳头状癌以年轻女性多见，组织学上呈筛状，而无滤泡结构，筛腔内缺乏胶质（图20上）。另外，乳头状结构和梁状结构也可混合存在。肿瘤细胞形态从柱形至立方形，核大核沟明显，常常见到透亮核。另外，梭形肿瘤细胞也并不少见。散在鳞状上皮样细胞团构成的桑葚样（morula）结构（图20下）。β–连环素免疫组化染色肿瘤细胞核阳性（图20插入图）。

8）鞋钉型乳头状癌 Papillary carcinoma,hobnail variant

病理特点为，具有乳头状结构，肿瘤细胞核位于细胞顶部，表面凸起，形成"鞋钉样"外观。当"鞋钉样"细胞占据肿瘤细胞的30%以上时可归类为本亚型。与普通型乳头状癌相比，鞋钉型乳头状癌复发、转移率更高，预后较差（图21）。

9）其他亚型 Other variants

还有透明细胞型乳头状癌（papillary carcinoma, clear cell variant），Warthin瘤样乳头状癌（Warthin tumor–like papillary carcinoma），伴有纤维瘤病样间质的乳头状癌（papillary carcinoma with fibromatosis–like stroma），伴有鳞状细胞癌或混合黏液表皮样癌的乳头状癌（papillary carcinoma with squamous cell or mucoepidermoid carcinoma）等亚型。

［附录1］微小癌 Microcarcinoma

病灶最大直径≤1cm的癌称为微小癌（图22）。病理类型以乳头状癌为多见，也有少数为其他病理类型的癌。

［附录2］包裹型乳头状癌 Encapsulated papillary carcinoma

完全被纤维囊包裹的乳头状癌，通常无淋巴结及远处转移。

b. 滤泡癌 Follicular carcinoma

是以滤泡状结构为主的滤泡上皮来源的恶性肿瘤，无乳头状癌的典型核特征改变。诊断标准是肿瘤细胞侵犯包膜、浸润血管以及甲状腺外转移至少出现一项，而不能将异型的肿瘤细胞作为鉴别肿瘤良恶性的依据。

肿瘤组织以滤泡状结构为主，间质成分较少，分化较好，甚至肿瘤细胞的滤泡状结构与正常甲状腺组织的滤泡结构难以区分（图23）。

浸润包膜是指癌细胞侵犯包膜，并突出周围包膜，包膜外有肿瘤结构（贯通包膜，图24）。图25表示浸润包膜的定义。有时，细针穿刺诊断的穿刺道与浸润包膜相似。

浸润血管的判断需要观察包膜内或者包膜附近的非肿瘤部位的血管而定。主要观察具有内皮细胞的血管腔，当管腔内肿瘤细胞团表面附着内皮细胞或者血栓时，可判定为浸润血管（图26、图27）。而包膜内侧壁上毛细血管、肿瘤细胞、淋巴细胞等混合分布不能被判定为浸润血管。

即便甲状腺内病灶被诊断为良性，但是转移灶的病理诊断非常明确，这时甲状腺内病灶应该被认定为原发肿瘤。转移性甲状腺肿（metastasizing goiter）、恶性腺瘤（malignant adenoma）等异型性显著的肿瘤即属于此种情况。

根据浸润方式将滤泡癌分为以下3个亚类。

1）微小浸润型滤泡癌 Follicular carcinoma, minimally invasive

滤泡性肿瘤具有典型的纤维性包膜、包膜完整、肉眼观下无法确认有无癌浸润。病理上发现有限的包膜侵犯，无血管浸润。易与滤泡性腺瘤鉴别。

2）包裹型血管浸润型滤泡癌 Follicular carcinoma, encapsulated angioinvasive

是指被纤维囊包裹，但存在血管浸润的滤泡癌，不管有无包膜侵犯。广泛血管浸润（4处及以上）的病例预后较微小血管浸润（3处及以下）病例差。

3）广泛浸润型滤泡癌 Follicular carcinoma, widely invasive

是指肿瘤在其周围甲状腺组织内广泛浸润的滤泡癌，有一些病例尚不能明确纤维性包膜是否被浸润（图28）。

特殊型 Variants

1）嗜酸细胞型滤泡癌 Follicular carcinoma, oxyphilic cell variant

是指大部分（75%以上）肿瘤细胞的细胞质呈嗜酸性颗粒状的滤泡癌。通常肉眼观呈红褐色，常常伴有出血、囊性变、纤维化、坏死等（图29）。具有实性、梁状、乳头状结构，但无乳头状癌的特征核改变。有观点认为，以嗜酸性颗粒状细胞质的细胞为主体的肿瘤全部具有恶性倾向。本规范中，滤泡癌的诊断标准是侵犯包膜、浸润血管以及转移，其中任一项被确认就可以诊断为嗜酸细胞型滤泡癌。

2）透明细胞型滤泡癌 Follicular carcinoma, clear cell variant

该癌几乎所有肿瘤细胞都具有透亮胞浆的滤泡癌（图30）。胞浆透明化与线粒体膨胀、脂肪或者糖原沉积、甲状腺球蛋白潴留等有关。病理学上需要与转移性肾癌相鉴别。免疫组化染色甲状腺球蛋白阳性有助于诊断透明细胞型滤泡癌。

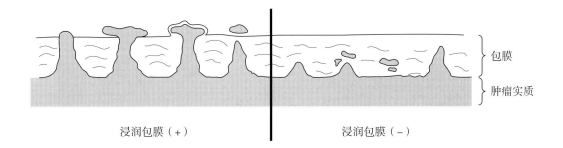

包膜

肿瘤实质

浸润包膜（＋）　　　　　　浸润包膜（－）

图 25　滤泡癌浸润包膜模式图

浸润包膜是指肿瘤组织贯通包膜，局限于包膜内侧，没有贯通包膜不能定义为浸润包膜。

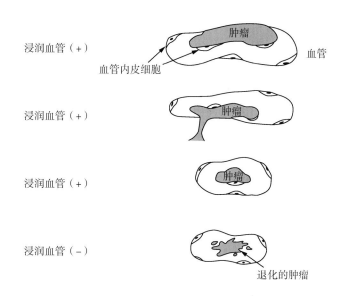

浸润血管（＋）

肿瘤

血管

血管内皮细胞

浸润血管（＋）

肿瘤

浸润血管（＋）

肿瘤

浸润血管（－）

退化的肿瘤

图 26　滤泡癌浸润血管模式图

浸润血管是指包膜内或者包膜附近的血管内肿瘤组织侵入，侵入部位的肿瘤组织表面能够见到内皮细胞，而退化肿瘤细胞在血管腔内漂浮不能视为浸润血管。

c. 低分化癌 Poorly differentiated carcinoma

低分化癌是指介于高分化癌（乳头状癌、滤泡癌）和未分化癌之间的具有独特形态和生物学特性的滤泡来源的恶性肿瘤。与高分化癌相比，其远处转移率更高，预后也更差。

肉眼可见肿瘤浸润性生长，但有些病例可能存在纤维性包膜。诊断低分化癌的标准与滤泡癌类似，必须有肿瘤细胞侵犯包膜、浸润血管或者甲状腺外转移。通常实性（solid）（图31）、梁状（trabecular）（图32）、岛状（insular）（图33）生长方式被视为低分化（poorly differentiated component），一般占据肿瘤组织的50%以上。即使有乳头状癌成分，其典型的特征性核改变也很难见到，核分裂象散在分布，常常伴有肿瘤组织的凝固性坏死（图34）。低分化癌与分化型甲状腺癌相比，其细胞异型性非常明显，核分裂象也较多，但仍然达不到未分化癌的程度。

有时，低分化癌中也能见到高分化癌的成分。当高分化成分占优势时，不能将其诊断为低分化癌，应该诊断为高分化癌，并且标记合并存在低分化。但是，低分化癌合并存在未分化癌成分时，即便未分化成分较少，也应将其诊断为未分化癌。

当以低分化为主的甲状腺肿瘤组织内见到乳头状癌的典型核特征时，旧版规范中将其诊断为低分化乳头状癌或者低分化癌，而在新版规范中，则将其诊断为实体型乳头状癌。

d. 未分化癌 Anaplastic carcinoma

未分化癌是具有高度异型的细胞、结构、形态的上皮性恶性肿瘤。肿瘤生长迅速，常常伴有坏死及出血。与高分化癌（乳头状癌、滤泡癌）和低分化癌相比，肿瘤细胞具有高度的异型性。肿瘤细胞呈多形性（图35）、梭形（图36）、鳞状上皮样（图37）、巨细胞形等多种形态，常常多种形态混合存在。

未分化癌中常见到高分化癌、低分化癌的成分，一般认为未分化癌是从这些原发病变转化而来的（未分化转化，anaplastic transformation）。由于未分化癌的预后极其差，即使合并存在单一的高分化或低分化癌甚至多种癌成分，也必须将其诊断为未分化癌。

少数未分化癌中含有骨骼、软骨成分。未分化癌的免疫组化染色细胞角蛋白阳性较多，有助于鉴别与未分化癌类似的非上皮性肿瘤。在其他脏器组织中，诊断为癌肉瘤（carcinosarcoma）的病变，在此归类为未分化癌（见p.23 肉瘤章节）。

e. 髓样癌 Medullary carcinoma

显示滤泡旁细胞（C细胞）分化的甲状腺上皮性恶性肿瘤，分泌降钙素（calcitonin）为其特征。间质内有刚果红（Congo red）或Dylon染色阳性淀粉样沉着，并且多伴有钙化（图38，图39）。

髓样癌的另一特点是组织学和细胞学病理表现多种多样。组织结构通常是实性（solid）（图40）。在滤泡状、乳头状或者是梁状结构的病例中，与滤泡上皮来源的恶性肿瘤的鉴别非常重要（图41）。髓样癌细胞形状呈多角形、类圆形、梭形等多种形态，由小细胞、巨细胞等组成者也不少见（图42）。

免疫组化染色降钙素阳性能够确认C细胞分化（图42插入图）。通常CEA、突触素、嗜铬粒蛋白A染色也阳性。

除了散发性髓样癌，家族性髓样癌（familial medullary carcinoma）与*RET*基因突变有关。其中，多为常染色体显性遗传。家族性髓样癌可分为multiple endocrine neoplasia（MEN2A）（甲状腺髓样癌、嗜铬细胞瘤及甲状旁腺功能亢进）和MEN2B（无甲状旁腺功能亢进，甲状腺髓样癌、嗜铬细胞瘤、黏膜神经瘤、肠道神经节瘤等）。遗传性髓样癌的非肿瘤部位，甲状腺组织内常常见到C细胞的过度增生（C-cell hyperplasia）。

f. 混合性髓样-滤泡细胞癌 Mixed medullary and follicular carcinoma

是甲状腺上皮性恶性肿瘤，在同一肿瘤内部同时显示C细胞分化和滤泡上皮分化的特殊亚型肿瘤（图43）。滤泡上皮分化的肿瘤组织可以是乳头状癌、滤泡癌等。对于原发癌灶而言，需要与肿瘤内部残留的正常滤泡上皮相鉴别。

g. 淋巴瘤 Lymphoma

甲状腺淋巴瘤约占甲状腺恶性肿瘤的1%~5%，以高龄女性多见，发病常常与桥本病背景有关。肿瘤剖面呈灰白色，质地软，局限在单侧腺叶，有时累及双侧腺叶。

发生在甲状腺的恶性淋巴瘤几乎均为B细胞来源，CD20阳性。其中以弥漫性大B细胞淋巴瘤（diffuse large B-cell lymphoma, DLBCL）和黏膜相关淋巴样组织（mucosa associated lymphoid tissue, MALT）淋巴瘤最为常见。并且，从MALT淋巴瘤向DLBCL转化并不少见，根据预后，目前认为此种转化型需要被区别对待。此外，还有滤泡性淋巴瘤（follicular lymphoma）、套细胞淋巴瘤（mantle cell lymphoma）、Burkitt样淋巴瘤（Burkitt-like lymphoma）、T细胞淋巴瘤（T cell lymphoma）等。以往被诊断为甲状腺浆细胞瘤（plasmacytoma）的大部分病例，现在则归类为发生浆细胞分化的MALT淋巴瘤。

MALT淋巴瘤是以中心细胞样细胞（centrocyte-like cell, CCLC）以及单核细胞样B细胞（monocytoid B-cells）为主的小淋巴细胞、浆细胞、免疫母细胞（immunoblast）等多种B淋巴细胞的混合存在，表现为弥漫性甚至不规则结节状增生（图44）。淋巴瘤细胞常见于淋巴滤泡套区的外侧，围绕淋巴滤泡浸润于边缘区域。有时淋巴瘤细胞侵入生发中心，形成滤泡内植入的现象（follicular colonization）（图45）。此时，需要与滤泡性淋巴瘤进行鉴别。MALT淋巴瘤的特征性表现为，淋巴瘤细胞侵入滤泡上皮组织中，形成淋巴上皮性病变（lymphoepithelial lesion, LEL）以及滤泡腔内淋巴瘤细胞充填（packing MALT ball）现象（图46）。MALT淋巴瘤的生物学行为是低度恶性。分子遗传学的免疫球蛋白重链可变区（IgH）的重建对鉴别桥本病等反应性病变具有一定意义。

DLBCL是以中心母细胞（centroblast）、免疫母细胞（immunoblast）等体积较大的异型淋巴细胞弥漫浸润的淋巴瘤（图47），呈侵袭性生长，恶性程度较高，常常侵犯周围组织及颈前带状肌。规范中淋巴瘤的各种病理分型遵循了WHO的分类。

3. 其他肿瘤 Other tumors

a.透明变梁状肿瘤 Hyalinizing trabecular tumor

肿瘤细胞以梁状生长和玻璃样变（基底膜样物质增多）为特征的滤泡上皮来源肿瘤。肿瘤呈实性，有边界及薄层被膜。肿瘤细胞呈多角形或者梭形，具有较丰富的胞质，易见到核沟及核内假包涵体（图48）。胞浆内可见到核周围散在的折光性淡染黄色小体（yellow body）。基底膜呈不规则块状，树枝状增厚，肿瘤细胞间的透明变样间质抗消化酶PAS染色阳性（图49）。

在乳头状癌中通常染色阳性的细胞角蛋白19的免疫组化染色阴性。细胞膜以及细胞质的Ki-67（MIB-1）特异性染色阳性（图50）。透明变间质的层粘连蛋白或者Ⅳ型胶原蛋白染色阳性。由于透明变类似于淀粉样变，因此需要注意与髓样癌相鉴别。

b. 柱状细胞型癌　Columnar cell carcinoma

高柱状上皮细胞假复层排列形成乳头状、梁状、滤泡状、管状结构，还出现实性结构（图51）。柱状细胞型癌的滤泡和腺腔内缺乏胶质。肿瘤细胞具有染色质丰富的圆形或椭圆形细胞核，有时其形态类似于分泌期子宫内膜腺上皮细胞，出现核上及核下空泡。与乳头状癌相比，其预后不良。

c. 黏液癌　Mucinous carcinoma

是细胞外伴有大量黏液的上皮性恶性肿瘤，肿瘤细胞显示滤泡上皮分化（图52），与细胞内含有黏液的滤泡性腺瘤、乳头状癌、滤泡癌、髓样癌、黏液表皮样癌不同。肿瘤细胞免疫组化染色细胞角蛋白阳性。

d. 黏液表皮样癌　Mucoepidermoid carcinoma

具有与唾液腺来源的黏液表皮样癌类似组织结构的恶性肿瘤。鳞状上皮及黏液细胞混杂存在，也可见到黏液和角质化囊肿，甚至可存在乳头状癌的成分（图53）。

嗜酸性粒细胞增多的硬化性黏液表皮样癌（sclerosing mucoepidermoid carcinoma with eosinophilia）间质内常出现嗜酸性粒细胞、淋巴细胞、浆细胞的浸润以及显著的纤维化（图54）。另外，核仁显著的细胞呈梁状排列，浸润性生长。通常，组织病理背景为桥本病。

e. 甲状腺内胸腺癌　Intrathyroid thymic carcinoma

与胸腺上皮性肿瘤相似的恶性肿瘤，多数发生在甲状腺下极，也被称为显示胸腺样分化的癌（carcinoma showing thymus-like differentiation，CASTLE）、甲状腺内胸腺瘤（intrathyroidal epithelial thymoma，ITET）。组织学上，肿瘤细胞呈岛状结构，间质由致密的纤维结缔组织构成，内有散在的淋巴细胞、浆细胞浸润（图55）。核仁显著的大核细胞呈多角形或梭形，但是细胞边界不清。常常可见到鳞状上皮分化倾向（图56）。肿瘤细胞免疫组化染色CD5阳性（图56插入图）。

f. 伴胸腺样分化的梭形细胞肿瘤　Spindle cell tumor with thymus-like differentiation

多见于年轻患者的甲状腺恶性肿瘤。肉眼观肿瘤呈分叶状，组织病理学呈双相性，梭形细胞束状排列，立方形~柱状细胞腺管样排列（图57）。两种成分的免疫组化染色细胞角蛋白均阳性，甲状腺球蛋白均阴性。偶尔显示鳞状细胞分化。

g. 鳞状细胞癌　Squamous cell carcinoma

肿瘤全部显示鳞状细胞分化，常常出现向周围组织浸润，与未分化癌预后相似。需要与乳头状癌的鳞状细胞化生、其他脏器鳞状细胞癌的侵犯及转移、显示胸腺样分化癌等进行鉴别。当鳞状细胞癌和乳头状癌混合存在时，应记录为两种组织型共存（图58）。

h. 肉瘤　Sarcomas

包括平滑肌肉瘤（leiomyosarcoma）（图59）、血管肉瘤（angiosarcoma）、纤维肉瘤（fibrosarcoma）、骨肉瘤（osteosarcoma）等。需要与肉瘤样组织学表现的未分化癌进行鉴别。在其他脏器中命名为癌肉瘤（carcinosarcoma）的肿瘤在甲状腺组织中归类为未分化癌。

i. 其他　Others

除上述肿瘤外，还有畸胎瘤（teratoma）（图60）、异位胸腺瘤（ectopic thymoma）、平滑肌肿瘤（smooth muscle tumor）、周围神经鞘瘤（peripheral nerve sheath tumor）、副神经节瘤（paraganglioma）、孤立性纤维性肿瘤（solitary fibrous tumor）、滤泡性树突状细胞肿瘤（follicular dendritic cell tumor），及朗格汉斯细胞组织细胞增生症（Langerhans cell histiocytosis）等甲状腺内发生的少见肿瘤。

j. 继发性（转移性）肿瘤　Secondary (metastatic) tumors

其他脏器原发的恶性肿瘤浸润、转移至甲状腺，本规范已将其排除在外（参见p.1总论），但从鉴别诊断的意义来讲仍需要了解。甲状腺周围组织器官的癌肿直接侵犯甲状腺，肾癌、肺癌、乳腺癌等远处器官的癌肿也可转移至甲状腺（图61）。甲状腺球蛋白及降钙素的免疫组化染色有助于与甲状腺原发肿瘤相鉴别。

4. 分类不确定肿瘤　Unclassified tumors

分类不确定肿瘤是指不属于上述任何分类中的肿瘤。

5. 肿瘤样病变　Tumor-like lesions

a. 腺瘤样甲状腺肿　Adenomatous goiter

腺瘤样甲状腺肿是甲状腺因非肿瘤性、结节性肿大而形成的疾病。结节的形态学特征是多样性和不均一性，结节在数目、大小、分布、性质等方面均不相同。实性结节常常发生出血、坏死、囊性变、纤维化、玻璃化、钙化等继发性病理学改变（图62）。

组织病理学呈多样性，与腺瘤不同，通常缺乏完整的包膜；构成结节的滤泡大小以及上皮形态多样，滤泡上皮扁平~柱状都可见到；滤泡腔内充满胶质，滤泡腔高度扩大，甚至可见到缺乏胶质的小滤泡（图63）。也可有嗜酸性细胞为主的结节。有时也可见到大滤泡腔内聚集的小滤泡局限性突出象（Sanderson polster）。常常见到上皮复旧及乳头状排列，但是缺乏乳头状癌的特征性核改变。间质丰富，常常伴有纤维化、肉芽组织、慢性炎性细胞浸润、含铁血黄素沉积、钙化等，也能见到含有泡沫细胞的囊肿以及淋巴滤泡形成。

结节生长方式与腺瘤不同，对周围甲状腺组织无压迫。结节周围甲状腺组织内可见到与结节类似的组织象，比如相似的滤泡上皮、淋巴滤泡形成等。存在于非肿瘤性结节性甲状腺肿的一个或几个结节，称为腺瘤样结节（adenomatous nodule）。此时，甲状腺尚无明显整体肿大。

另外，腺瘤样甲状腺肿也可合并甲状腺功能亢进症。当甲状腺激素合成障碍时，还会出现多结节性甲状腺肿大（激素合成障碍性甲状腺肿dyshormogenetic goiter）。

b. 淀粉样甲状腺肿　Amyloid goiter

淀粉样甲状腺肿是由于原发性或者继发性淀粉样变性引起淀粉样蛋白沉积，从而出现甲状腺肿大，并且质硬（图64）。有时桥本病也可继发淀粉样甲状腺肿，但需要与髓样癌的淀粉样沉积进行鉴别。

c. 囊肿　Cyst

甲状腺的真性囊肿极其少见。先天性甲状舌管退化不全导致的甲状舌管囊肿（thyroglossal duct cyst）常常位于颈前区中线，囊壁内衬覆柱状上皮、纤毛柱状上皮或者复层扁平上皮（图65）。淋巴上皮囊肿（lymphoepithelial cyst）的囊腔内覆扁平上皮，周围淋巴细胞浸润（图66）。背景组织病理以桥本病为多。

继发性囊肿常常是腺瘤样结节、腺瘤等继发变性、坏死以及出血等导致的假性囊肿。

[附录] 本规范与WHO组织学分类第4版（2017）的主要区别（图67）

1）关于交界性病变（FT-UMP，WDT-UMP，NIFTP）

2017版WHO分类规定，具有纤维性包膜、以滤泡构造为主的"包裹型滤泡性上皮肿瘤"是一组恶性程度不明或者恶性程度极其低的肿瘤，因而提出了新的诊断类别建议。该建议中，"无"浸润性生长（浸润包膜、浸润血管）或者"怀疑"浸润性生长时，不应其诊断为"恶性"。依据该提议，目前部分滤泡型乳头状癌应归类为NIFTP（具有乳头状核特征的非浸润性滤泡性甲状腺肿瘤）或者 WDT-UMP（恶性潜能未定的高分化肿瘤）。另外，滤泡癌和滤泡性腺瘤的交界性病变称为FT-UMP（恶性潜能未定的滤泡性肿瘤）。

恶性潜能未定的滤泡性肿瘤（Follicular tumor of uncertain malignant potential，FT-UMP）

是指无典型乳头状癌特征性核改变的怀疑浸润性生长的包裹型滤泡性肿瘤。本规范中，相当于滤泡性腺瘤。

恶性潜能未定的高分化肿瘤（Well-differentiated tumor of uncertain malignant potential，WDT-UMP）

是指怀疑存在乳头状癌特征性核改变的浸润性生长的包裹型高分化滤泡性上皮肿瘤。本规范中，相当于滤泡性腺瘤或者包裹型滤泡性乳头状癌。

具有乳头状核特征的非浸润性滤泡性甲状腺肿瘤（Noninvasive follicular thyroid neoplasm with papillary-like nuclear features，NIFTP）

是指怀疑有乳头状癌特征性核改变的无浸润性生长的包裹型滤泡性肿瘤。本规范中，相当于滤泡性腺瘤或者包裹型滤泡性乳头状癌。

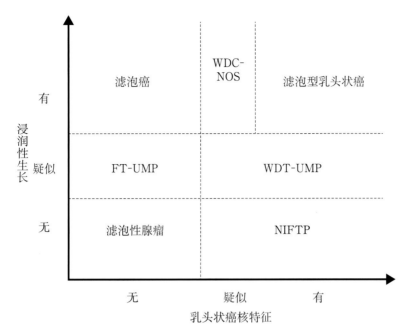

图 67 包裹型滤泡性肿瘤的诊断（第 4 版 WHO 分类）
注：WDC–NOS：分化好的癌，非特指性

2）关于低分化癌

WHO分类中，关于低分化癌的诊断采纳了2007年的都灵（意大利）提案。本规范中，借鉴了原来的低分化癌的组织诊断标准，并且在该诊断标准的基础上，增加了以下3种病理学征象的任何一种：①出现"曲核（convoluted nuclei）"；②核分裂象增多（10个高倍视野中3个以上）；③肿瘤坏死象。

D. 组织病理学用申请单

1. 肉眼观（参见p.6、p.12）

［所处位置］　　　　□ 右叶　　　　□ 左叶　　　　□ 峡部（含锥体叶）

　　　　　　　　　　□ 上段　　　　□ 中段　　　　□ 下段

［大小（最大直径）］ □ ＿＿＿＿＿＿cm

［肿瘤剖面］　　　　□ 非浸润性（□ 实性　□ 囊性）　　□ 浸润性

［多灶性］　　　　　□ 有　　　　　□ 无　　　　　□ 不清楚

2. 组织学所见（参见p.9、p.10）

［pT分期］　　　　□pTX　　□pT0　　□pT1a　　□pT1b　　□pT2

　　　　　　　　　□pT3a　　□pT3b　　□pT4a　　□pT4b

［pN 分期］　　　□pNX　　□pN0　　□pN1a　　□pN1b

　淋巴结外浸润　　　　□无　　　　□有

［pEx分期］　　　□pExX　　□pEx0　　□pEx1　　□pEx2

［血管浸润（滤泡癌）］ □ 无　　□ 有（□3处及以下，□4处及以上）　□ 不清楚

［甲状腺外侵犯］　　　□ 不清楚　　　　□ 无

　　　　　　　　　　　□ 有（□ 甲状腺周围脂肪组织

　　　　　　　　　　　　　□ 带状肌　　　　□ 皮下组织　　　　□ 喉

　　　　　　　　　　　　　□ 气管　　　　　□ 食道　　　　　□ 喉返神经

　　　　　　　　　　　　　□ 椎前筋膜　　　□ 大血管　　　　□ 颈动脉）

3. 组织学诊断（参见p.14）

［组织学分类］　　　□ ＿＿＿＿＿＿＿＿＿＿＿＿＿＿＿＿＿＿＿＿＿＿＿

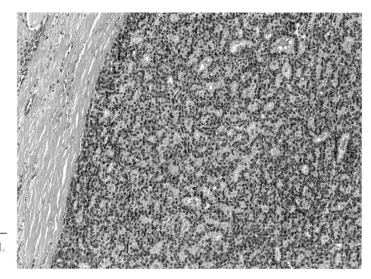

图 3 滤泡性腺瘤

具有纤维性厚包膜,无包膜浸润。

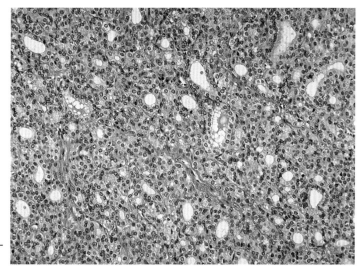

图 4 滤泡性腺瘤

小滤泡状结构为主。

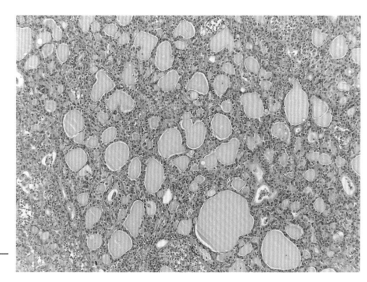

图 5 滤泡性腺瘤

中滤泡状结构为主。

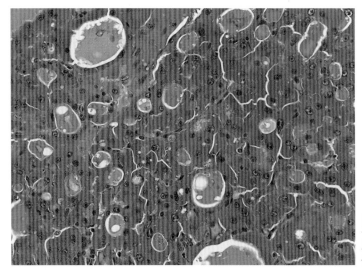

图6 嗜酸细胞型滤泡性腺瘤

肿瘤细胞胶质丰富，内含嗜酸性颗粒，核内见到大型核仁。

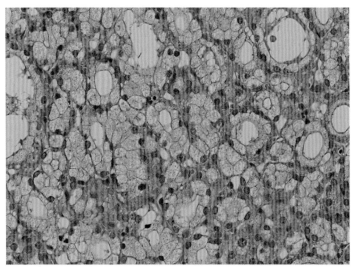

图7 透明细胞型滤泡性腺瘤

肿瘤细胞具有透亮胞浆。

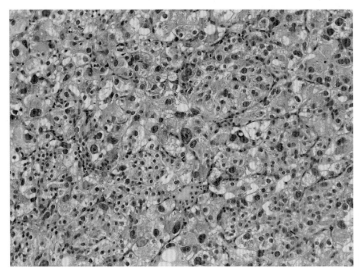

图8 甲状腺滤泡性腺瘤伴怪异核

肿瘤细胞内见到大型怪异核。

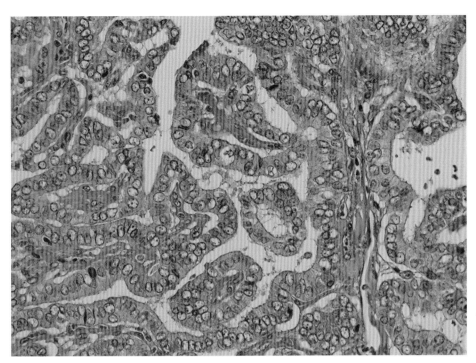

图9　乳头状癌（毛玻璃样核）

乳头状结构呈不规则排列，乳头中心有纤维血管间质。肿瘤细胞核膜增厚，内部透亮。

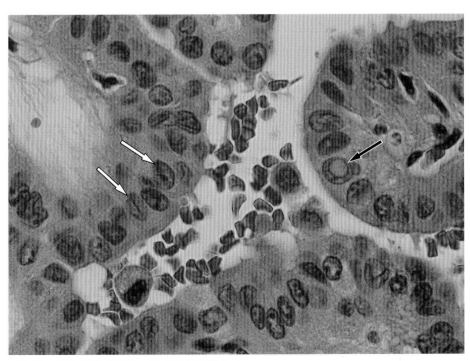

图10　乳头状癌（核沟、核内假包涵体）

肿瘤细胞的核内见到核沟（白色箭头）及核内假包涵体（黑色箭头）。

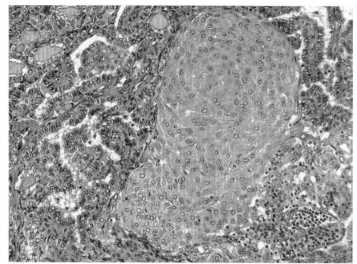

**图 11 乳头状癌
（鳞状上皮化生）**

部分肿瘤组织内见到鳞状上皮化生。

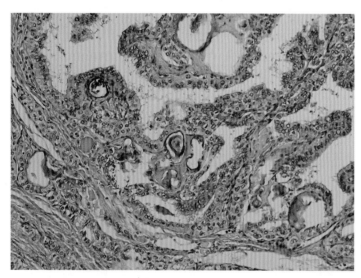

图 12 乳头状癌（砂粒体）

间质内见到同心圆状钙化小体
（砂粒体）。

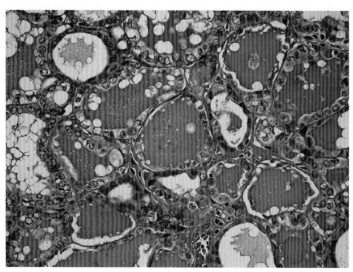

图 13 滤泡型乳头状癌

肿瘤细胞呈滤泡状结构，具有乳
头状癌的特征性核改变。

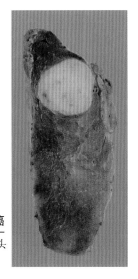

图 14 包裹型滤泡型乳头状癌

具有完整包膜，边界清晰的乳头状癌。

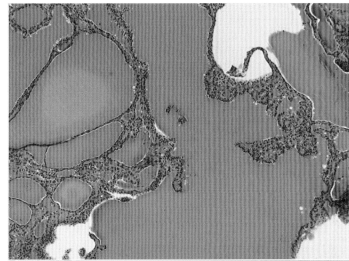

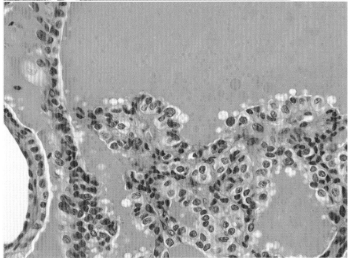

图 15 大滤泡型乳头状癌

大滤泡内充满胶质（上图），肿瘤细胞具有乳头状癌的特征性核改变（下图）。

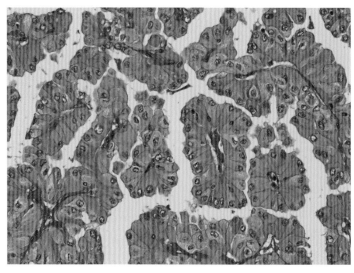

图 16　嗜酸细胞型乳头状癌

肿瘤细胞的细胞质呈嗜酸性颗粒状。

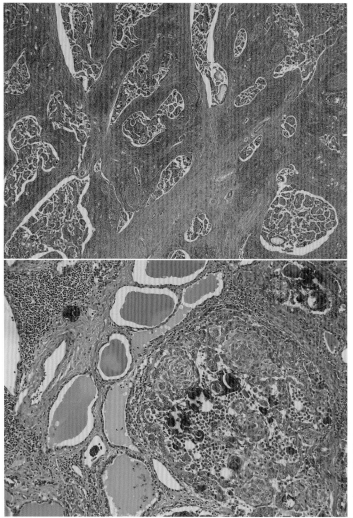

图 17　弥漫硬化型乳头状癌

淋巴管内广泛存在癌栓，间质纤维化并大量淋巴细胞浸润（上图）。肿瘤细胞鳞状上皮化生显著，可见到大量砂粒体（下图）。

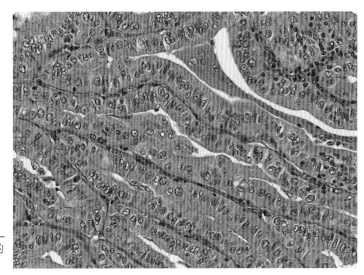

图 18 高细胞型乳头状癌

细长肿瘤细胞的高度是宽度的3倍以上。

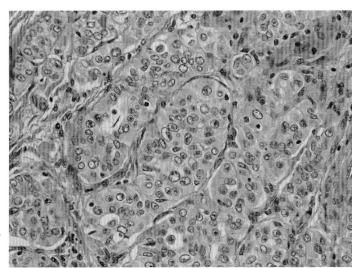

图 19 实体型乳头状癌

肿瘤细胞缺乏滤泡形成，呈实性生长。

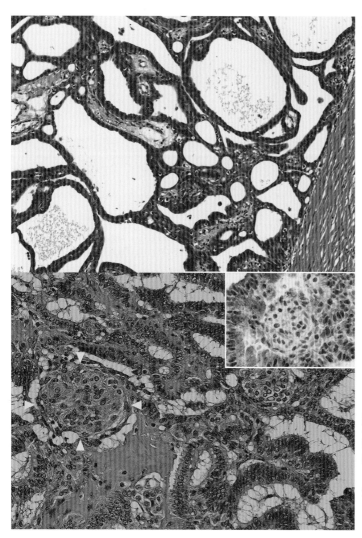

图 20 筛型乳头状癌

滤泡腔内缺乏胶质（上图），部分区域见到桑葚样结构（morula）（箭头）（下图）。免疫组化染色肿瘤细胞质和核 β−连环素阳性。

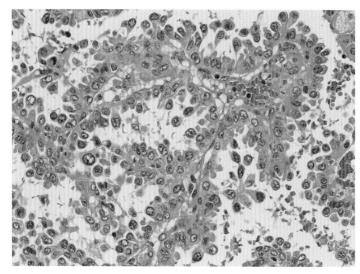

图 21 鞋钉型乳头状癌

肿瘤细胞核位于细胞顶部，表面凸起，形成"鞋钉样"外观。

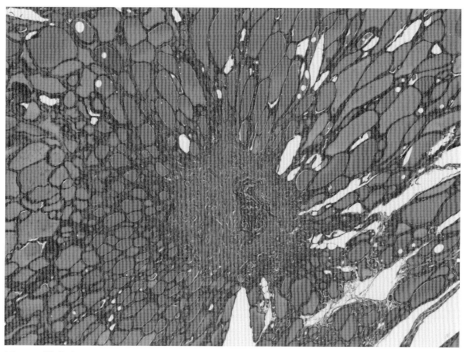

图 22　微小癌

癌灶最大直径≤1cm的癌，病理类型多为乳头状癌。

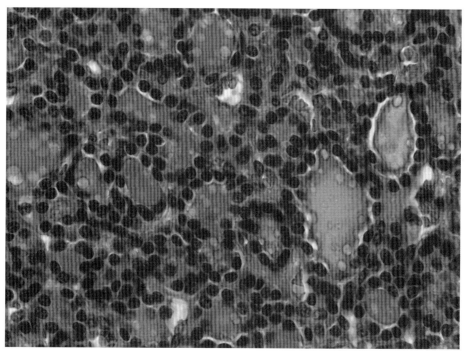

图 23　滤泡癌

以滤泡状结构为主，通过肿瘤细胞核无法区分滤泡癌和滤泡性腺瘤，无乳头状癌的特征性核改变。

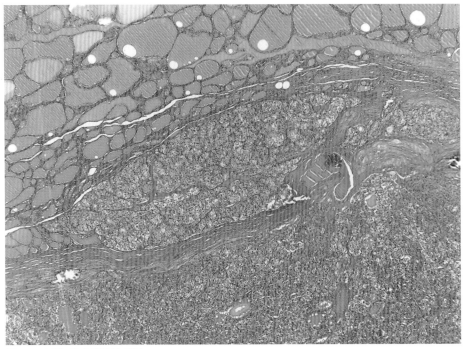

图 24　滤泡癌（浸润包膜）

肿瘤组织贯通包膜，浸润于周围甲状腺组织内。

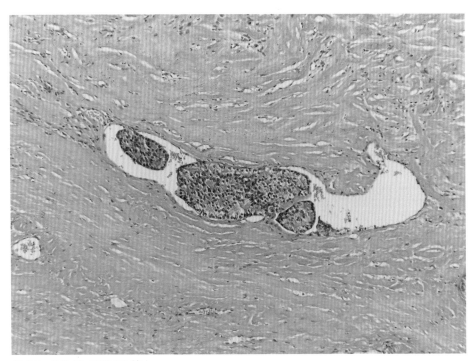

图 27　滤泡癌（浸润血管）

包膜内血管腔内观察到癌细胞团。

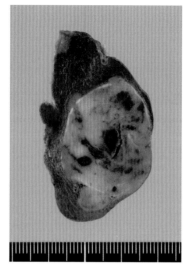

图 28　广泛浸润型滤泡癌

包膜外生长的肿瘤组织。

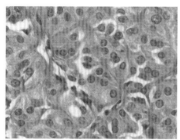

图 29　嗜酸细胞型滤泡癌

肿瘤组织肉眼观红褐色（右图），肿瘤细胞的细胞质呈嗜酸性（左图）。

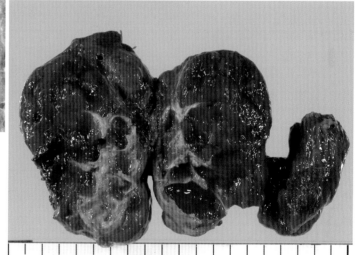

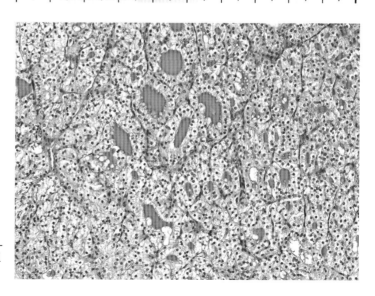

图 30　透明细胞型滤泡癌

类似于透明细胞型肾癌的组织学表现。

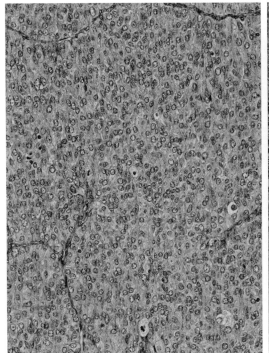

图 31 低分化癌

实性生长。

图 32 低分化癌

梁状生长。

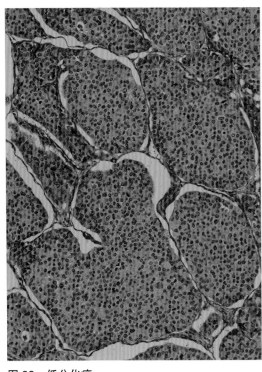

图 33 低分化癌

岛状生长。

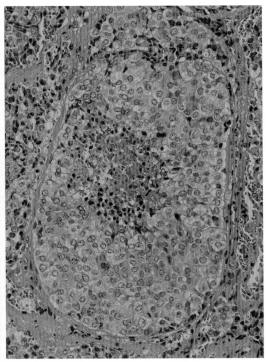

图 34 低分化癌

凝固性坏死。

图 35　未分化癌

肿瘤细胞呈多形性。

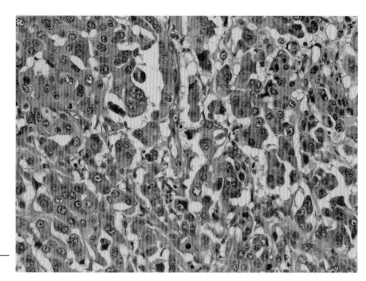

图 36　未分化癌

肿瘤细胞呈梭形。

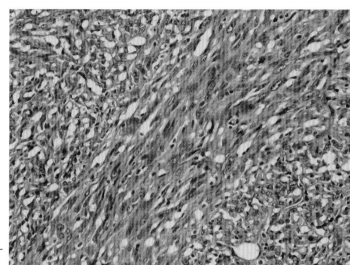

图 37　未分化癌

显示鳞状上皮分化。

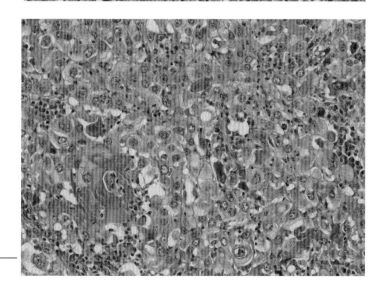

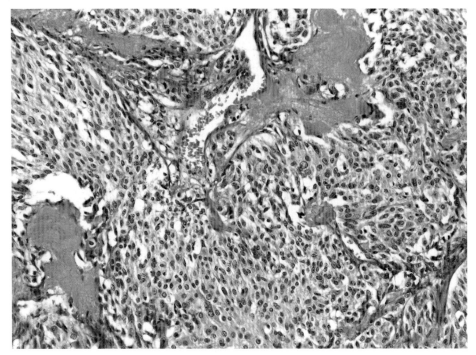

图 38　髓样癌

多角形~梭形的肿瘤细胞和间质内淀粉样沉着。

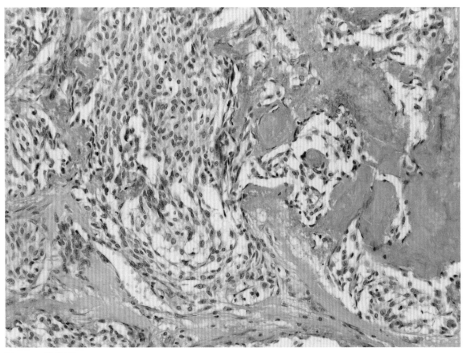

图 39　髓样癌

淀粉样沉着物Dylon染色阳性（红橙色）。

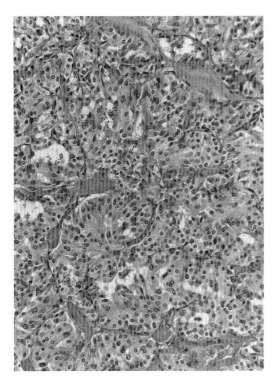

图 40 髓样癌

实性生长。

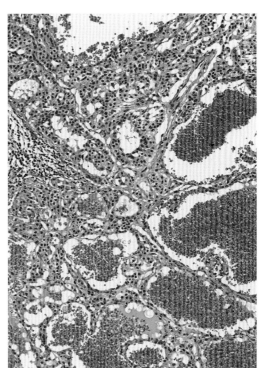

图 41 髓样癌

具有滤泡状结构。

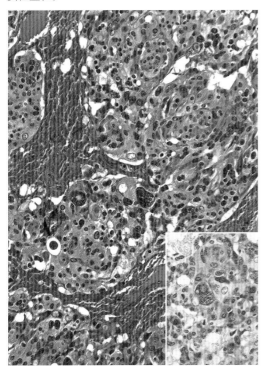

图 42 髓样癌

混合存在巨细胞，降钙素免疫组化染色阳性（右下图）。

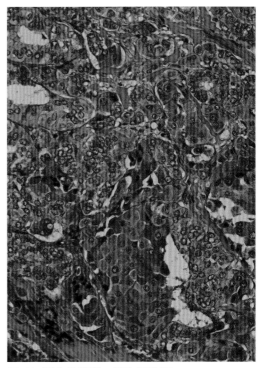

图 43 混合性髓样 – 滤泡细胞癌

髓样癌和乳头状癌成分混合。

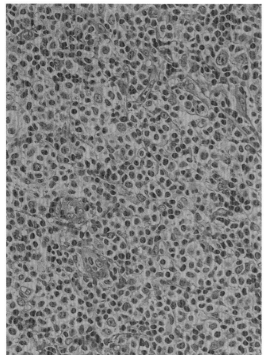

图 44　MALT 淋巴瘤

见到中心细胞样细胞和单核细胞样B细胞。

图 45　MALT 淋巴瘤

滤泡内植入现象（follicular colonization）。

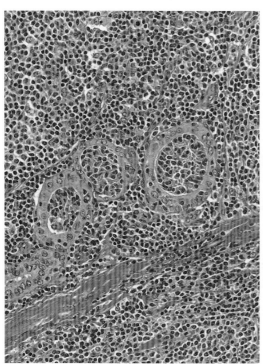

图 46　MALT 淋巴瘤

滤泡腔内淋巴瘤细胞充填现象（MALT ball）。

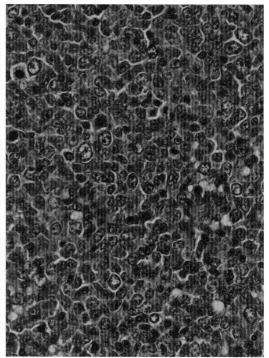

图 47　弥漫性大 B 细胞淋巴瘤

见到体积较大的异型淋巴细胞弥漫浸润。

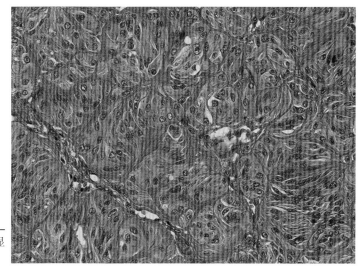

图 48 透明变梁状肿瘤

肿瘤细胞的核内假包涵体显著，细胞间红色物质聚集。

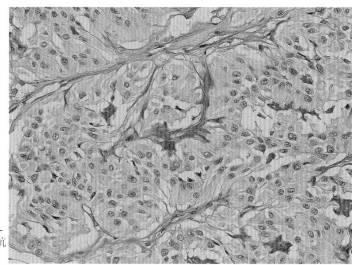

图 49 透明变梁状肿瘤

基底膜呈不规则树枝状增厚，抗消化酶PAS染色阳性。

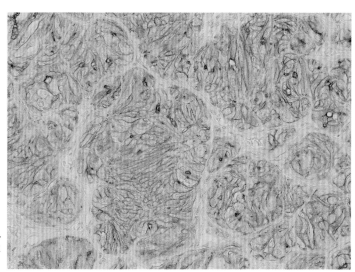

图 50 透明变梁状肿瘤

Ki-67（MIB-1）在细胞膜以及细胞质特异性染色阳性。

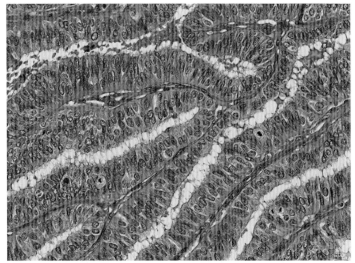

图 51　柱状细胞型癌

高柱状肿瘤细胞呈假复层排列。

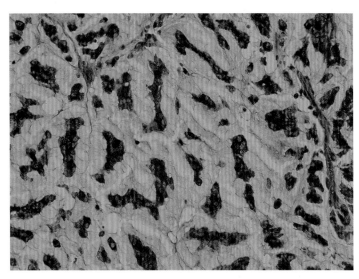

图 52　黏液癌

间质内有大量细胞外黏液。

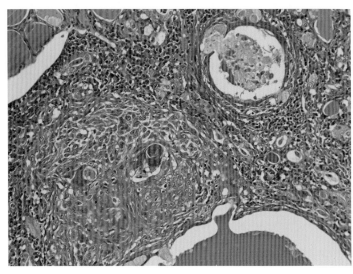

图 53　黏液表皮样癌

具有与唾液腺来源的黏液表皮样癌类似结构的恶性肿瘤。

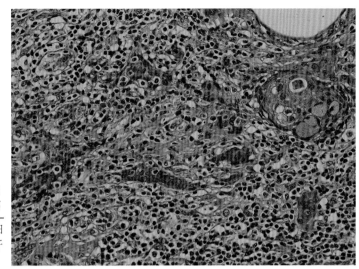

图 54 嗜酸性粒细胞增多的硬化性黏液表皮样癌

间质内嗜酸性粒细胞、淋巴细胞、浆细胞浸润以及显著的纤维化。

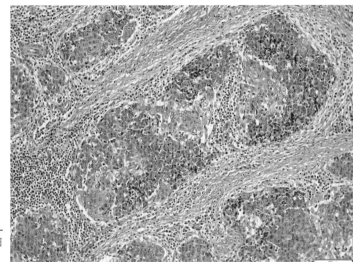

图 55 甲状腺内胸腺癌（ITTC）

肿瘤细胞排列呈岛状结构，细胞周围有明显的纤维化。

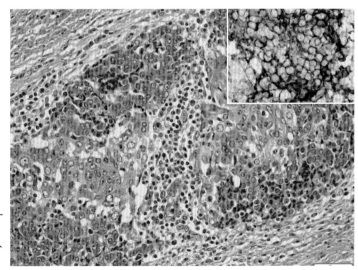

图 56 甲状腺内胸腺癌（ITTC）

肿瘤细胞显示鳞状细胞分化，免疫组化染色CD5阳性（插入图）。

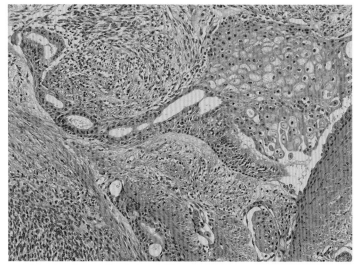

图 57　伴胸腺样分化的梭形
　　　　细胞肿瘤

梭形细胞束状排列，立方形~柱
状细胞腺管样排列，组织病理
学呈双相性。部分区域显示鳞
状细胞分化。

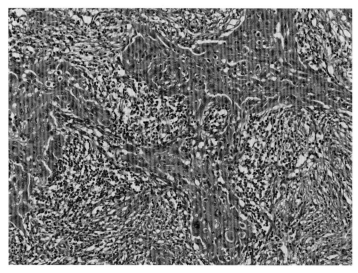

图 58　鳞状细胞癌

肿瘤全部显示鳞状细胞分化。

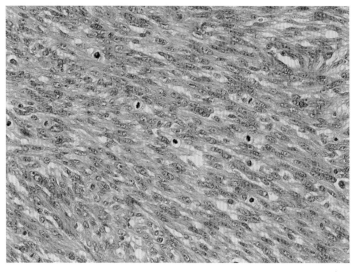

图 59　平滑肌肉瘤

核分裂象明显。

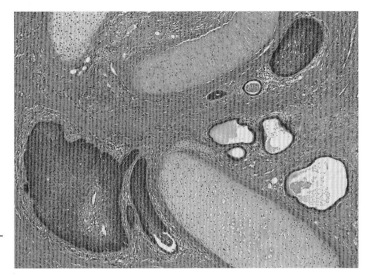

图 60　成熟畸胎瘤

可见到分化好的软骨、腺体、鳞状上皮等。

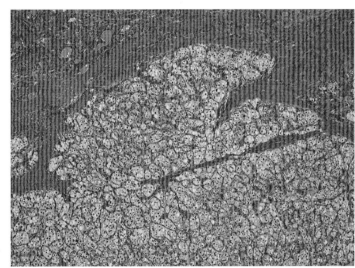

图 61　肾癌甲状腺转移

透明细胞型肾癌甲状腺内转移。

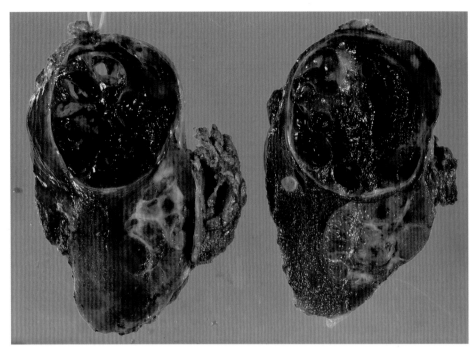

图 62　腺瘤样甲状腺肿

可见到大小不等的结节。

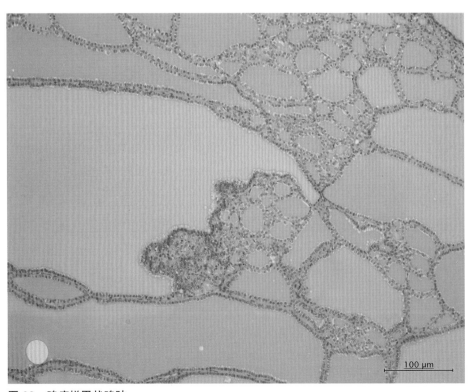

100 μm

图 63　腺瘤样甲状腺肿

大小滤泡腔内充满胶质。

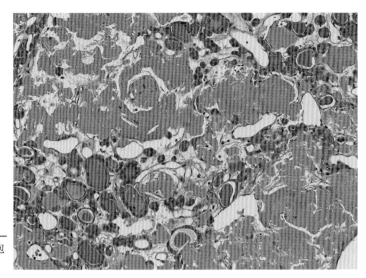

图 64　淀粉样甲状腺肿

间质内淀粉样沉积显著，滤泡出现萎缩。

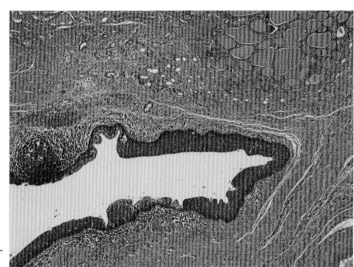

图 65　甲状舌管囊肿

囊肿周围见到甲状腺组织。

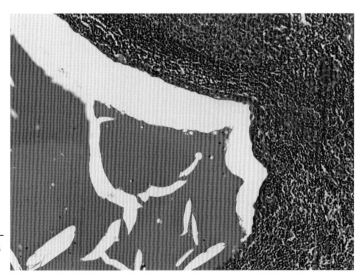

图 66　淋巴上皮囊肿

囊腔内覆扁平上皮，周围淋巴细胞浸润。

E. 细胞学诊断

细针穿刺抽吸细胞学诊断（fine needle aspiration cytology, FNAC）是操作简单，患者痛苦少，诊断准确度能够达到组织活检水平，可反复进行的病理学诊断方法。而术中快速病理诊断时，人为因素导致速冻组织内容易制造出核内假包涵体样物质（冰晶）等，影响诊断的准确性。因此，采用固定、密封的涂片细胞学诊断非常有用。

以下是细针穿刺抽吸细胞学诊断的知情同意、标本采集、标本制作、报告格式以及镜下细胞学征象等。

1. 知情同意

进行穿刺抽吸前，应对患者进行穿刺抽吸细胞学诊断的详细说明，获得患者的知情同意，努力将患者的恐惧感降低到最低，获得患者的最大配合。

a. 向患者解释所患甲状腺疾病概况。

b. 说明甲状腺病变诊断所需方法的种类、各种方法的优缺点、可能出现的并发症等。

c. 解释穿刺抽吸诊断的操作流程，望患者给予配合。

d. 诊断由细胞学专科医师、病理医师完成。

e. 承诺获取标本只用于当前疾病诊断。如另有目的，穿刺前必须征得患者同意。

2. 标本采集

标本采集所需器械、标本的获取等详细的操作流程已被大众熟知，以下简单列举操作中注意事项。

a. 为了安全、快速从必要部位获取标本，必须通过超声确认针尖已达所需位置。

b. 负压状态下，在肿瘤内部用针头迅速前后穿刺，或者转动穿刺针，获取细胞。不是简单负压状态下针刺肿瘤组织。

c. 通常针管内容量即可满足诊断所需的细胞量。如果吸出物已进入针筒内，说明所需量已达标，可停止抽吸操作。当吸出物为液体时，还应继续进行穿刺抽吸操作。

d. 拔出穿刺针时，释放手柄把手，解除负压。如果负压状态下拔出穿刺针，针管内吸出物会进入针筒内，不仅细胞会变得干涩，而且还无法将其吹到载玻片上。

e. 将针头从针筒拔出，注射器内吸入一定量的空气，再次安装针头，把针管内吸出物吹到载玻片上。

f. 囊性结节伴有实性成分时，应当穿刺实性部分。

h. 非吸引穿刺法：用手指把持针头，直接穿刺组织的方法。如果病变组织细胞密度很高，即便不进行抽吸也可获得足量的细胞。由于没有强力吸引，因此较少出现细胞变形、组织出血，推荐本方法应用于血运丰富的病变（滤泡性腺瘤、滤泡癌）以及易出现细胞变形的病变（淋巴瘤），不建议应用于细胞密度低及纤维性病变。

3. 标本制作方法

a. 涂抹法

根据采集到的标本性质及量选择最合适的涂抹法。

半固体、黏稠液体或者液体较少的标本时

将标本夹于两张载玻片之间，后直接反向拉开两个载玻片（拉片法）。该法对细胞破坏少，组织结构保护完整，适合于观察组织结构和细胞形态特征。

细胞量较多时

将标本夹于两张载玻片之间，水平移动其中一张，将标本均匀展开（推拉法）。或者把上述拉片法反复几次。

组织片标本时

将标本夹于两张载玻片之间，用手指加压载玻片推开标本（压片法）。

细胞量非常少时

为了防止标本发生干燥，将吸出标本直接吹到载玻片上，不进行任何操作，直接固定（吹片法）。之后，将针管内附着物进行液基细胞学（Liquid-based cytology，LBC）检查。

抽吸出囊肿液时

离心后，对沉淀物进行镜检，或者进行LBC。

末梢血混入时

直接将载玻片倾斜或者垂直，血液成分从上而下自行下沉。当下沉不顺时，轻轻敲击载玻片辅助下沉。当细胞成分多时，最初涂抹处会残留较多颗粒状物，此时，可以擦除涂抹处以外的液体，进行拉片法涂片。

b. 固定法

通常进行带湿固定，即涂片后未待标本干燥即行固定的方法。标本液体较多时，涂片后等待5~10秒进行固定，防止细胞脱落。带湿固定法包括：浸泡固定法、喷洒固定法、点滴固定法等。

如要进行吉姆萨（Giemsa）染色，需要干燥固定法。

c. 液基细胞学（Liquid-based cytology，LBC）

液基细胞学检查是将取材后标本移入专用细胞保存液中，用特殊方法把标本薄层涂抹在载玻片上，完成制片，后进行镜检的脱落细胞学诊断方法。标本处理方法包括：膜式负压吸引法和离心甩片法两种。将穿刺、涂抹后的针头以及穿刺器械（针筒）等全部作为取材对象。用LBC专用固定液进行洗涤，选取具有降解红细胞、蛋白以及保持细胞形态等功能的固定液。LBC的优点是细胞回收率高，标本不合格率明显降低，所以非常适合于细胞取材量少、末梢血混入、液体状标本等情况。但是，镜下细胞征象与普通细胞学涂片表现不一定完全相同，也容易受到LBC处理方法及固定液的影响。因此，LBC标本的镜检需要扎实的理论知识及相关实践经验。

4. 报告格式

　　甲状腺细胞学诊断报告必须包含分类判定以及相关记录。主要分类包括：标本不满意、囊液、良性、意义不明、滤泡性肿瘤、可疑恶性、恶性肿瘤等七大类（表2）。排除标本不满意，其余6类情况为标本满意。

　　报告中除了提供分类判定外，还应提供作为判定依据的细胞学征象以及可能罹患的疾病。另外，尽可能提供本规范为依据的组织学类型（p.14）。

a. 分类判定

　　标本不满意　Unsatisfactory

　　囊液　Cyst Fluid

　　良性　Benign

　　意义不明　Undetermined Significance

　　滤泡性肿瘤　Follicular Neoplasm

　　可疑恶性　Suspicious for Malignancy

　　恶性　Malignant

b. 判定分类的标准（表3）

表 2　标本质量满意的标准

满意：符合以下4条中任意一条即判定为满意
1）至少有6个以上含10个滤泡上皮细胞组成的细胞团 　2）丰富的胶质 　3）存在异型细胞（不管数量多少） 　4）有淋巴细胞、浆细胞、组织细胞等炎性细胞
不满意：符合以下2条中任意一条即判定为不满意
1）标本制作不良（干燥、变性、固定不良、末梢血混合、涂片不佳） 　2）不符合上述任意一条满意条目

1）标本不满意 Unsatisfactory

不满意标本是指标本制作不良（干燥、变性、固定不良、末梢血混合、涂片不佳），或者推断病变所需细胞量或成分（至少有6个以上含10个滤泡上皮细胞组成的细胞团、丰富的胶质、异型细胞、炎性细胞）不足等原因导致无法判断细胞学诊断的标本（图68~图70）。需要给出不满意标本的理由（比如：细胞数目少、细胞干燥、细胞变性、末梢血混入、涂片不佳等）。囊肿内组织细胞、血液、肌肉、纤毛细胞等不能成为判断的标准。如果报告提示该分类，应该再次穿刺。

2）囊液 Cyst Fluid

囊液是指不包含滤泡上皮细胞、胶质的囊肿液体标本（图 71）。该分类的多数为良性囊肿。

表 3　甲状腺细胞学诊断的主要分类、结果及可能罹患疾病

主要分类	结果	标本及罹患疾病
标本不满意 Unsatisfactory	无法诊断	标本制作不良（干燥、变性、固定不良、末梢血混合、涂片不佳）推断病变所需细胞量或成分（至少有6个以上含10个滤泡上皮细胞组成的细胞团、丰富的胶质、异型细胞、炎性细胞）不足
囊液 Cyst fluid	不包含滤泡上皮细胞、胶质的囊肿液体	多数为良性囊肿，极少数为囊性变伴乳头状癌
良性 Benign	无恶性肿瘤细胞	包含正常甲状腺、腺瘤样甲状腺肿、甲状腺炎（急性、亚急性、慢性、里德尔氏）、Graves病等
意义不明 Undetermined Significance	无法确定是否为恶性肿瘤的标本	乳头状癌可能（支持乳头状癌的细胞数量少、腺瘤样甲状腺肿和乳头状癌之间鉴别困难标本、滤泡性肿瘤和乳头状癌之间鉴别困难标本、桥本病和乳头状癌之间鉴别困难标本）、少数难以识别的异型细胞、腺瘤样甲状腺肿和滤泡性肿瘤之间鉴别困难标本、桥本病和淋巴瘤之间鉴别困难标本等
滤泡性肿瘤 Follicular Neoplasm	滤泡性肿瘤（滤泡性腺瘤或者滤泡癌）或者可疑滤泡性肿瘤	多数为滤泡性腺瘤、滤泡癌，少数为腺瘤样甲状腺肿、乳头状癌、甲状旁腺腺瘤。还包括怀疑嗜酸细胞型滤泡性腺瘤、滤泡性腺瘤伴怪异核标本
可疑恶性 Suspicious for Malignancy	支持恶性的细胞数或者征象不充分，不足以明确诊断为恶性肿瘤	包含各种恶性肿瘤，但多数是乳头状癌。包含怀疑为乳头状癌，但不能完全否定滤泡性肿瘤的标本。还包含透明变梁状肿瘤、滤泡性腺瘤伴怪异核、腺瘤样甲状腺肿、桥本病等
恶性 Malignant	具有恶性肿瘤细胞	包含乳头状癌、低分化癌、未分化癌、髓样癌、淋巴瘤、转移癌等

极少数为囊性变伴乳头状癌，因此需要定期复查。影像学检查提示，囊肿内存在实性部分，必要时对实性部分再次穿刺细胞学检查。

3）良性 Benign

良性是指无恶性肿瘤细胞的标本（图72~图74）。该分类包含正常甲状腺、腺瘤样甲状腺肿、甲状腺炎（急性、亚急性、慢性、里德尔氏）以及Graves病等。

4）意义不明 Undetermined Significance

细胞学诊断无法确定是否为恶性肿瘤的标本（图75、图76）。包含不适合于其他分类的标本。推断为滤泡性肿瘤以及嗜酸细胞型滤泡性腺瘤的标本被排除。具体来讲：乳头状癌的可能（支持乳头状癌的细胞数量少、腺瘤样甲状腺肿和乳头状癌之间鉴别困难标本、滤泡性肿瘤和乳头状癌之间鉴别困难标本、桥本病和乳头状癌之间鉴别困难标本）、少数难以识别的异型细胞、腺瘤样甲状腺肿和滤泡性肿瘤之间鉴别困难标本，桥本病和淋巴瘤之间鉴别困难标本等。如果报告提示该分类，应该再次穿刺。

5）滤泡性肿瘤 Follicular Neoplasm

滤泡性肿瘤（滤泡性腺瘤或者滤泡癌）或者可疑滤泡性肿瘤。该分类的多数为滤泡性腺瘤、滤泡癌，少数为腺瘤样甲状腺肿、乳头状癌、甲状旁腺腺瘤。还包括怀疑嗜酸细胞型滤泡性腺瘤、滤泡性腺瘤伴怪异核标本。即便再次进行穿刺抽吸细胞学检查，分类发生改变的可能性也很低。

6）可疑恶性 Suspicious for Malignancy

支持恶性的细胞数或者征象不充分，不足以明确诊断为恶性肿瘤的标本（图77）。该分类包含各种恶性肿瘤，但多数是乳头状癌，包含怀疑为乳头状癌但不能完全否定滤泡性肿瘤的标本。还包含透明变梁状肿瘤、滤泡性腺瘤伴怪异核、腺瘤样甲状腺肿、桥本病等。

7）恶性 Malignant

具有恶性肿瘤细胞的标本。该分类包含乳头状癌、低分化癌、未分化癌、髓样癌、淋巴瘤、转移癌等。

c. 补充条款

1）"标本不满意"分类所占比例应低于检查总数的10%为宜。如果超过10%，需要讨论并寻找取材方法、标本制作方面有无问题及原因。

2）"意义不明"分类所占比例应低于检查总数的10%为宜。

3）滤泡性肿瘤所占比例应低于检查总数的10%为宜。

4）"可疑恶性"分类的标本，在手术后组织病理学诊断中恶性比例应高于80%以上为宜。

5）当"意义不明"和"滤泡性肿瘤"分类所占比例高于各自检查总数的10%，以及"可疑恶性"分类中组织学病理诊断恶性比例低于80%时，需要讨论并寻找原因。

6）确定细胞学诊断时，应参考肿瘤影像学图像，综合考虑做出诊断为妥。

d. 本规范和Bethesda 报告系统的区别

1）分类名称

Bethesda报告系统中"意义不明确的细胞非典型病变或意义不明确的滤泡性病变（Atypia of undetermined significance or follicular lesion of undetermined significance，AUS/FLUS）"和"滤泡性肿瘤或者可疑滤泡性肿瘤（Follicular neoplasm or suspicious follicular neoplasm，FN/SFN）"的分类，在本规范中缩短其名称分别称为"意义不明 Undetermined significance，US"和"滤泡性肿瘤（Follicular neoplasm，FN）"。

2）只见泡沫细胞的囊液

Bethesda报告系统认为只见泡沫细胞的囊液不能完全排除为囊性变伴乳头状癌，将其归类为"标本不满意"。本规范认为此类病例恶性风险较"标本不满意"分类更低，与"良性"分类相似。因此，将其归类为独立分出的"囊液"分类中。

3）具有乳头状癌核征象的滤泡性病变的分类判定

在Bethesda报告系统中，将滤泡状排列、核变大、核形不规则、透明染色质的可疑乳头状癌核征象的肿瘤归类为滤泡性肿瘤。在本规范中，将其归类为"意义不明"或"可疑恶性"分类中。

4）恶性风险和相应临床处理

在Bethesda报告系统中，记载了恶性风险以及相应临床处理建议。但是，我国各类甲状腺肿瘤的发生率、手术方式以及社会情境等与欧美国家之间存在差异，把这些标准直接引用或许不太合适。因此，本规范暂未给出恶性风险及相应临床处理意见。

5）甲状腺细胞学诊断分类报告比较

第8版《甲状腺癌诊疗规范》 （2019年）	第2版Bethesda报告系统 （2018年）	《甲状腺结节诊疗指南》 （2013年）*
标本不满意 Unsatisfactory	Non-diagnostic/unsatisfactory	标本不满意 Inadequate
囊液 Cyst Fluid		正常组织或是良性 Normal or Benign
良性 Benign	Benign	
意义不明 Undetermined Significance	Atypia of Undetermined Significance (AUS)	鉴别困难B群，怀疑非滤泡性肿瘤 Atypia in non-follicular patterned lesion
	Follicular Lesion of Undetermined Significance (FLUS)	鉴别困难A-1群，良性可能性高 Favor Benign
滤泡性肿瘤 Follicular Neoplasm	Follicular Neoplasm (FN)	鉴别困难A-2群，良恶性交界性病变 Borderline
		鉴别困难A-3群，恶性可能性高 Favor Malignant
可疑恶性 Suspicious for Malignancy	Suspicious for Malignancy	可疑恶性 Suspicious for Malignancy Suspected
恶性 Malignant	Malignant	恶性 Malignancy

　　*2013年日本甲状腺学会编写的《甲状腺结节诊疗指南》中，Bethesda报告系统FLUS、FN等同于"鉴别困难A群，怀疑为滤泡性肿瘤"；AUS等同于"鉴别困难B群，怀疑非滤泡性肿瘤"。《甲状腺结节诊疗指南》中，把"鉴别困难A群"又分为"鉴别困难A-1群，良性可能性高""鉴别困难A-2群，良恶性交界性病变""鉴别困难A-3群，恶性可能性高"等3个亚群。

5. 细胞学征象

　　穿刺抽吸细胞学方法不仅获得肿瘤细胞成分，还能获得肿瘤间质成分。因此，镜下除了观察每个细胞的征象外，还需要观察细胞团构造以及间质成分，细胞团内部结构的三维立体征象有时非常重要。

a. 腺瘤样甲状腺肿

由于组织病理学的多样性，细胞征象也呈现多样性。滤泡上皮细胞通常较小，类圆形~立方形，呈现平铺状、滤泡状、乳头状构造。滤泡从小型到大型，形态呈现多种多样。细胞质的染色也呈现多样，有时以嗜酸性细胞染色为主。May-Giemsa染色滤泡上皮细胞质内常常见到脂褐素颗粒。镜下可见到胶质、泡沫细胞、吞噬了含铁血黄素的组织细胞、巨噬细胞、成纤维细胞以及变性红细胞等。这些细胞出现的比例和频率因病而异。

出现囊性变时，获取的标本含有大量液体，细胞成分常常是泡沫细胞。当滤泡上皮细胞较少，或者没见到滤泡上皮细胞时，将其归类为"囊液"分类中。需要注意的是囊性变伴乳头状癌也出现同样的细胞学征象。

b. 亚急性甲状腺炎

其特征为出现多核巨细胞和类上皮细胞，常伴有淋巴细胞、中性粒细胞及核碎裂。还出现滤泡上皮细胞肿大或者变性，细胞质不明亮，其细胞学诊断相对困难。

c. 桥本病

镜下背景大量淋巴细胞浸润，见到嗜酸细胞型滤泡上皮（图78）。嗜酸细胞平铺状、小滤泡状排列。当核大小不等、核仁肿大显著时，与恶性肿瘤的鉴别有些困难。淋巴细胞以小淋巴细胞为主，中~大淋巴细胞散在分布。

d. 滤泡性肿瘤

滤泡癌的诊断以肿瘤细胞侵犯包膜、浸润血管以及甲状腺外转移至少出现一项为原则。目前，细胞学方法还不是诊断的标准手段，根据细胞学征象判断滤泡性腺瘤还是滤泡癌非常困难。因此，将其统一归类为滤泡性肿瘤为妥。

滤泡性肿瘤标本含血量较高，镜下背景以胶质、淋巴细胞、泡沫细胞等为主。肿瘤细胞的取材量较高，肿瘤细胞大小、形态一致，一般小滤泡状、梁状排列（图79、图80）。小滤泡状细胞团是指15个细胞以下的细胞团，而肿瘤细胞呈圆形排列。小滤泡内见到浓缩的圆形胶质。细胞质的染色较乳头状癌浅淡，细胞界限不清。小滤泡间有时还能见到毛细血管。

嗜酸细胞型肿瘤的细胞质易被染成浅绿色，呈颗粒状，细胞界限清晰（图81、图82）。核仁较大且显著。滤泡性腺瘤伴怪异核常常出现体积大、异型细胞散在分布，并且容易与恶性肿瘤混淆（图83）。

e. 透明变梁状肿瘤

细胞学特征是肿瘤细胞环绕着玻璃样变物质，但是肿瘤细胞和玻璃样变物质之间界限不清。细胞间连接松散，无乳头状、滤泡状、平铺状排列。肿瘤细胞呈类圆形~梭形，细胞界限极其不清，细胞质染色淡。胞浆内可观察到周围散在的折光性淡染黄色小体（yellow body）。还可以观察到核内假包涵体及核沟，一般无毛玻璃样核和核重叠的征象。

f. 乳头状癌

细胞取材量丰富，肿瘤细胞呈乳头状（图 84）、滤泡状、平铺状（图 85）排列，或散在孤立出现。乳头状细胞团内观察到纤维血管间质成分，并且肿瘤细胞包绕着间质分布。当标本只有肿瘤细胞无间质成分时，肿瘤细胞以单层平铺状出现，细胞团边缘易翘起且细胞核呈栅状排列。

核排列密集，核形态呈圆形~椭圆形。核内细颗粒状染色质（毛玻璃样）、核内假包涵体、核沟以及分叶核的出现是重要特征（图 86、图 87）。核内假包涵体和核沟相比组织标本更易观察到，但仅依靠这些征象诊断乳头状癌略显草率。一般细胞质被染为淡绿色，细胞界限清晰。合并囊性变时，肿瘤细胞的细胞质内出现多个空泡（分隔型胞浆内空泡 septated intracytoplasmic vacuole）（图 88）。

镜下背景内观察到砂粒体（图 89）、黏液样胶质呈拉长的口香糖样（ropy colloid）（图 90）、怪异形态的多核巨细胞等支持乳头状癌（图 91）。有时候背景以淋巴细胞为主。

g. 低分化癌

细胞取材量丰富，细胞团特征是大型实性细胞团（岛状细胞团）、梁状细胞团，或者散在孤立性出现（图 92、图 93）。岛状细胞团和梁状细胞团的边缘观察到附着的血管内皮细胞。肿瘤细胞呈类圆形，形态相对一致，相比未分化癌细胞异型性小。细胞质染色淡，细胞界限不清晰。常常观察到核分裂象。

h. 未分化癌

观察到体积大、高度异型性肿瘤细胞即可诊断未分化癌，但是结缔组织成分多、炎性细胞丰富时，采集肿瘤细胞变得相对困难，对诊断带来影响。肿瘤细胞连接非常松散，呈多角形、梭形、类圆形等多种形态，大小不等，深染核、大型核仁、核分裂象等多种支持恶性征象可被观察到（图 94、图 95）。镜下背景多出现中性粒细胞为主的炎性细胞，局灶坏死也常常存在。未分化癌需要与转移性肿瘤和肉芽肿进行鉴别。作为未分化前病变，有时会观察到乳头状癌及滤泡癌的成分。

i. 髓样癌

肿瘤细胞连接相对松散，无明确的排列方式。细胞类圆形，有时呈梭形，当类圆形肿瘤细胞孤立散在分布时，类似于浆细胞（图 96、图 97）。核位于细胞一侧，呈现从细胞质内"飞出"样外观。核染色质呈粗颗粒状，核异型及大小差别较乳头状癌更加明显，还能观察到双核、巨大深染核、核内假包涵体等。细胞质淡染，呈细颗粒状，细胞界限不清晰。May-Giemsa染色发现部分细胞内异常染色颗粒。髓样癌的特征之一是背景内观察到淀粉样物质，但这并非所有病例都出现。刚果红染色有助于鉴别淀粉样变与结缔组织及浓缩的胶质。免疫组化染色中肿瘤细胞降钙素及CEA阳性。

j. 淋巴瘤

弥漫性大B细胞淋巴瘤的肿瘤细胞大小与大淋巴细胞相似，呈类圆形、孤立性散在分布

（图 98）。细胞质比较丰富，透明或浅淡染色。常常观察到核膜的凹陷以及核变形。镜下背景见到非肿瘤性小淋巴细胞及淋巴小体。MALT淋巴瘤的肿瘤细胞呈小至中淋巴细胞大小，异型性不明显，常常与桥本病鉴别困难（图 99）。桥本病所见到的细胞种类非常丰富，但MALT淋巴瘤的细胞种类相对单一，核大小、染色质类型较为一致。当细胞学诊断困难时，可以用流式细胞仪分析细胞表面的标志物辅助诊断。

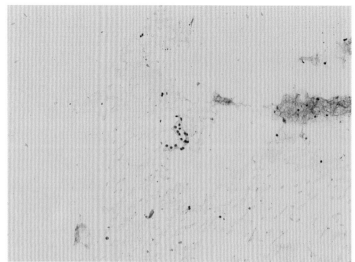

图 68　标本不满意

细胞数目少。

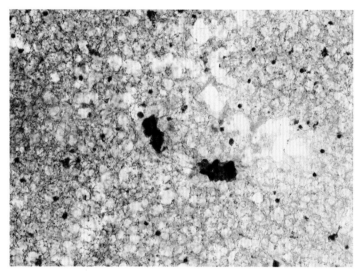

图 69　标本不满意

末梢血混入。

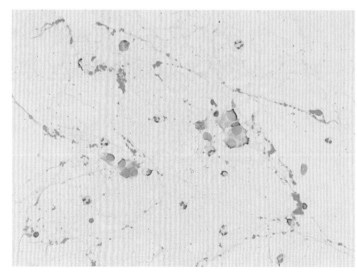

图 70　标本不满意

细胞发生干燥变性。

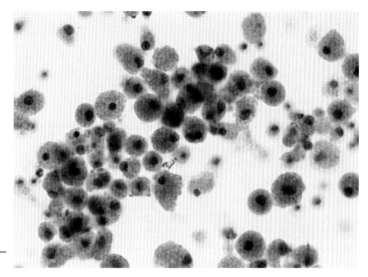

图 71 囊液

泡沫细胞。

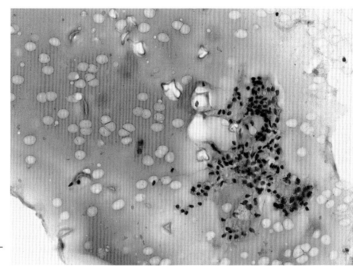

图 72 良性（腺瘤样甲状腺肿）

胶质和滤泡上皮。

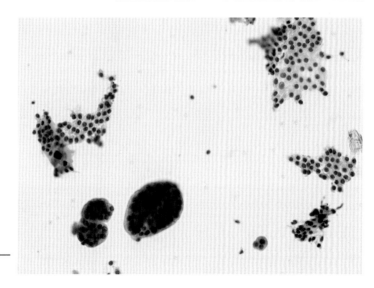

图 73 良性（腺瘤样甲状腺肿 LBC 标本）

滤泡上皮。

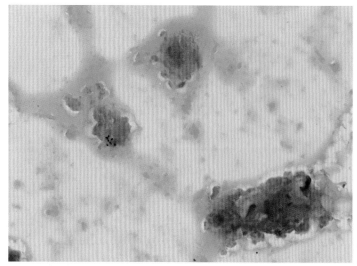

图 74 良性（腺瘤样甲状腺肿）
胶质。

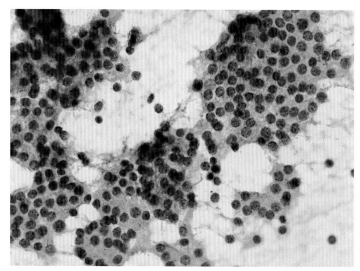

图 75 意义不明
腺瘤样甲状腺肿和滤泡性腺瘤的鉴别困难。

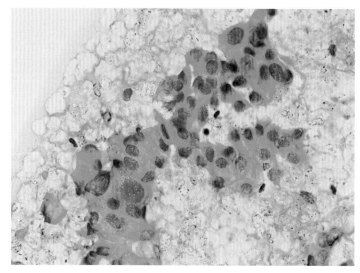

图 76 意义不明
可能为乳头状癌，但细胞变性显著。

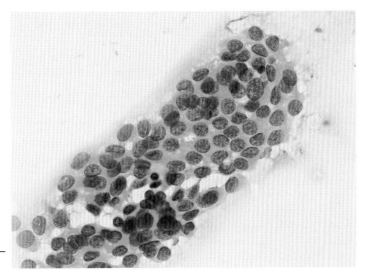

图 77 可疑恶性

可疑乳头状癌。

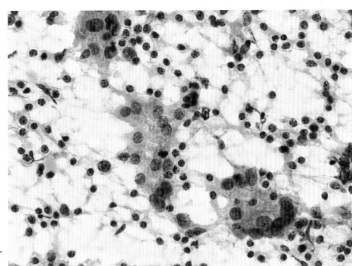

图 78 桥本病

嗜酸性细胞和淋巴细胞。

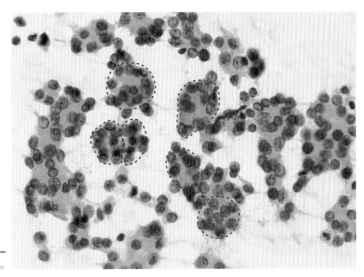

图 79 滤泡性肿瘤

小滤泡状细胞团（虚线圆圈）。

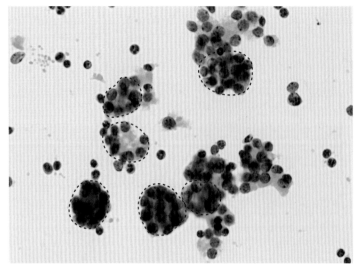

图 80　滤泡性肿瘤（LBC 标本）

小滤泡状细胞团（虚线圆圈）。

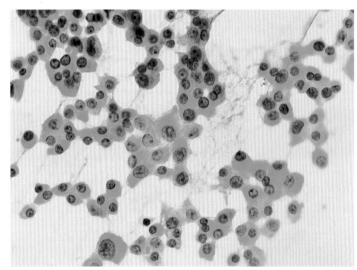

图 81　嗜酸细胞型滤泡性肿瘤

小嗜酸性细胞。

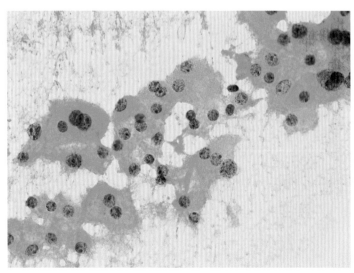

图 82　嗜酸细胞型滤泡性肿瘤

大嗜酸性细胞。

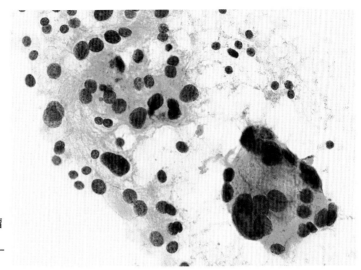

图 83　滤泡性肿瘤（滤泡性腺瘤伴怪异核）

小型细胞混合分布。

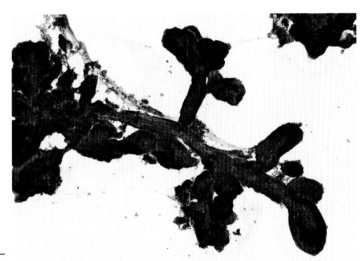

图 84　乳头状癌

乳头状细胞团。

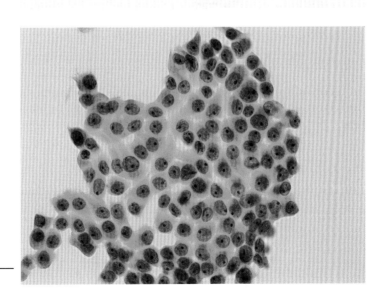

图 85　乳头状癌（LBC 标本）

平铺状排列。

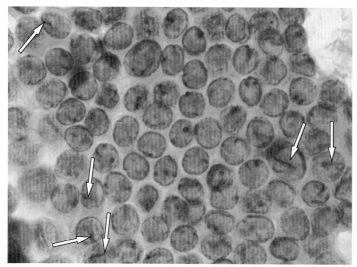

图 86 乳头状癌

毛玻璃样核及核沟（箭头）。

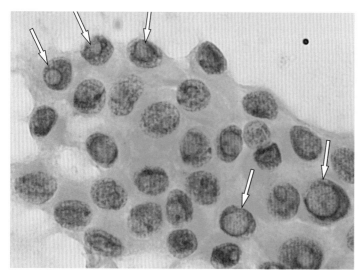

图 87 乳头状癌

核内假包涵体（箭头）。

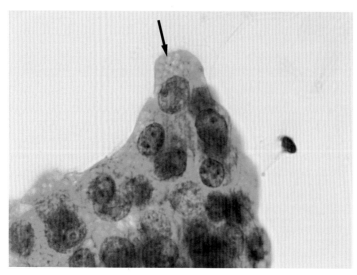

图 88 乳头状癌

分隔型胞浆内空泡（箭头）。

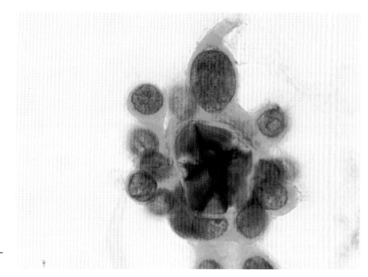

图 89　乳头状癌

砂粒体。

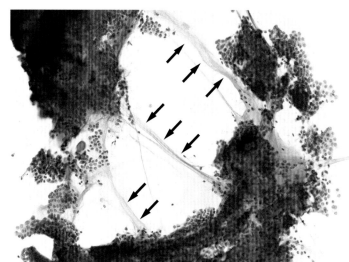

图 90　乳头状癌

拉长的口香糖样黏液性胶质
（箭头）。

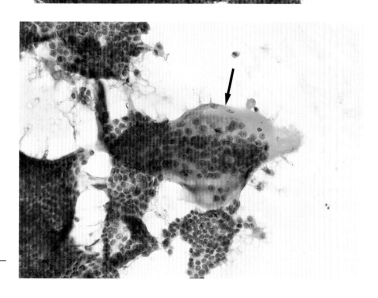

图 91　乳头状癌

多核巨细胞（箭头）。

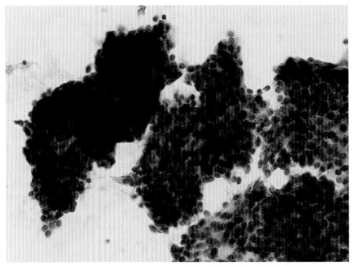

图 92　低分化癌

实性细胞团。

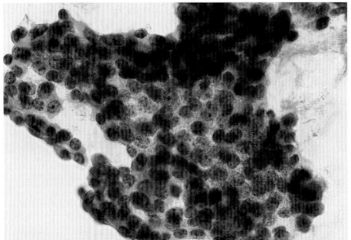

图 93　低分化癌

实性细胞团。

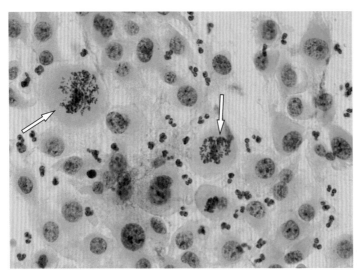

图 94　未分化癌

核分裂象（箭头）和中性粒细胞。

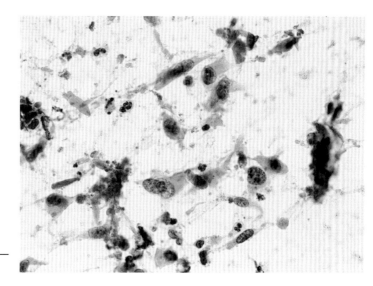

图 95　未分化癌

梭形细胞团。

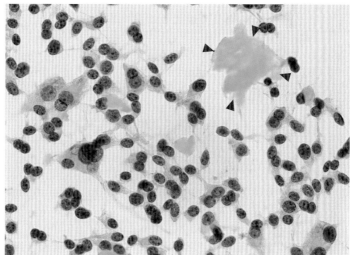

图 96　髓样癌

淀粉样变（箭头）。

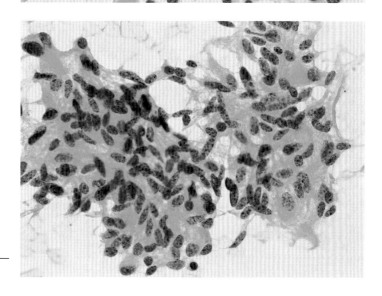

图 97　髓样癌

梭形肿瘤细胞。

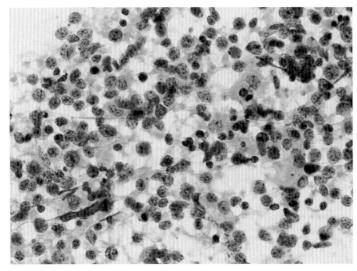

图 98　弥漫性大 B 细胞淋
　　　　巴瘤

异型性显著大淋巴瘤细胞。

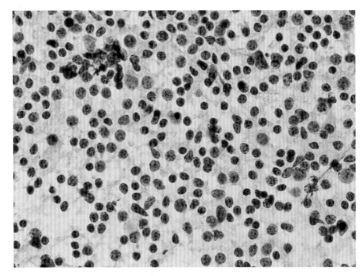

图 99　MALT 淋巴瘤

异型性不明显，小~中型淋巴
瘤细胞。